这样看病对吗

《家庭百事通》编辑部　编

主　编：徐晓锋

副主编：饶春垚

编　委：郭绪书　温小波　龙轲轲　姚　洋
曹宇匆　熊　玮

江西科学技术出版社

江西·南昌

图书在版编目(CIP)数据

这样看病对吗 /《家庭百事通》编辑部编. -- 南昌 : 江西科学技术出版社, 2022.4
(健康路上那些“坑”)
ISBN 978-7-5390-8117-5

Ⅰ.①这… Ⅱ.①家… Ⅲ.①疾病-诊疗-基本知识 Ⅳ.①R4

中国版本图书馆 CIP 数据核字(2022)第 041791 号

国际互联网(Internet)地址:
http://www.jxkjcbs.com

选题序号:KX2022027
图书代码:D22005-101

这样看病对吗 《家庭百事通》编辑部 编

出版发行	江西科学技术出版社
社址	南昌市蓼洲街 2 号附 1 号 邮编:330009 电话:(0791)86623491 86639342(传真)
印刷	湖北金港彩印有限公司
经销	各地新华书店
开本	880 mm×1194 mm 1/32
字数	70 千字
印张	4.75
版次	2022 年 4 月第 1 版
印次	2022 年 4 月第 1 次印刷
书号	ISBN 978-7-5390-8117-5
定价	20.00 元

赣版权登字-03-2022-55

序

中共中央、国务院在《“健康中国2030”规划纲要》中明确提出：“到2030年，我国人均预期寿命将达到79岁。”从前医学不发达，生存环境恶劣，人们能活到40多岁已经算高寿。从40多岁到79岁的跨越，是中国健康史上的一大跨越。

要实现全民健康，需要国家从政策层面推进健康中国建设，更需要我们每个人当好健康的“守门人”。一个人的健康离不开医学的支撑。医学作为生命科学的分支，既神秘，又与普通大众的生活息息相关。之所以说它神秘，是因为医学涉及的知识多、体系杂，种种生涩难懂的专业术语往往将大众弄得一头雾水。可即便如此，我们普通人碰到头痛脑热，依然离不开医学。因此，掌握医学常识已成了我们日常生活中的刚性需求。

只是，在信息大爆炸的网络时代，我们又免不了被种种与医学、健康有关的传言误导：“生气会让人中毒”“吸氧真的有益无害”“HPV疫苗，‘价’越高越好”……好在，在服务老百姓、传播健康知识的路上，《家庭百事通》杂志从未缺席。自创刊以来，《家庭百事通》杂志便以“传播健康信息，提高大众生活质量，普及预防保健知识”为己任，深耕医学、健康行业。在多年的编辑工作中，我们不断提醒自己：走进生活，关注日常，寻找大众最想了解的内容；静下心来，再静下心来，认真核对每一个知识点，为大众提供更优质的内容……历时数年，几经打磨，我们为读者精心选编的《健康路上那些“坑”》丛书问世了！

《健康路上那些“坑”》丛书以为大众健康保驾护航为编写宗旨，陆续推出《你吃对了吗》《你用对药了吗》《养生，你做对了吗》《这样看病对吗》等。丛书采用读者提问、专家回答的形式，将繁杂的健康知识进行简洁明了提炼，从如何避免走进饮食、用药、养生、就医等方面的误区谈起，用浅显易懂的文字为每个家庭带去科学、正确、可行的健康知识，帮助每一个读者成功避开健康路上那些“坑”。

家是放“心”的地方，《家庭百事通》是放“心”的杂志。《家庭百事通》永远在竭诚为每个家庭服务的路上！让我们的故事从《健康路上那些“坑”》开始。

《家庭百事通》编辑部

2022年1月

CONTENTS **目 录**

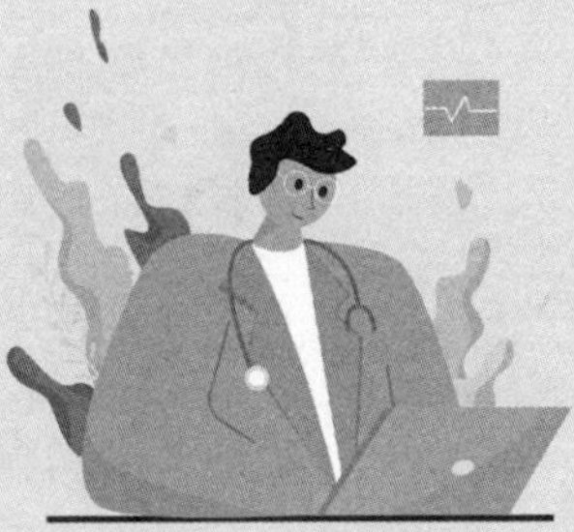

Q

Q

所有检查项目都需空腹采血吗

空腹实际上是指空胃，空腹抽血，也就是抽血的前一天晚上，被检查者保持日常生活习惯，正常饮食（清淡，不饮酒、咖啡、浓茶），晚饭后不再进食，休息好，第二天早晨心绪平稳地到医院采血。这样的血液标本才是能准确反映病情的好标本。

空腹验血的意义：

1.许多检验项目的正常参考值均来源于正常人群空腹所采血样的检验的结果，这一结论是经统计分析后得到的。

2.进食后血液中许多化学成分可发生改变，因而会导致化验结果不准确。如进食高脂肪的食物可使甘油三酯升高数倍，进食高糖食物两小时内血糖可迅速升高。从前一天晚上进食后到第二天清晨，空腹已达十几小时，体内各种物质处于相对稳定和平衡状态，食物性因素对血液成分基本没有影响，此时所采血，可保证检查结果相对稳定和准确。

3.人体生物周期的变化，某些项目指标因采血时间不同，变化较大。如皮质醇分泌的高峰时间在早晨，下午至晚间则逐渐下降。因此，在早间空腹采血测定的结果更有意义。

在日常的检验工作中，许多检查并不需要空腹。那么，哪些项目需要空腹12小时才能采血？哪些项目采血不用空腹？哪些项目又可以适当吃点低脂食物？下面我们来总结一下。

必须空腹采血项目：如血糖、血脂、肾功能（主要是尿素氮和血尿酸）、肝功能（主要是胆红素、转氨酶）、血黏度检查等。

不要求病人严格空腹即可采血的项目：凝血常规、血常规、血沉、糖化血红蛋白、免疫日常检验项目，如乙肝三对、肝炎全套、各类激素、心肌标志物、甲状腺功能、肿瘤标志物、自身抗体、类风湿因子等无需空腹12小时，只要4小时内未进食高脂、高蛋白食物，即可采血。

必须进食的采血项目：餐后半小时、1小时、2小时、3小时血糖，C肽，胰岛素，此类项目必须严格遵照医嘱服糖后准时采血。

此外，慢性病患者不要空腹去医院，如高血压、糖尿病患者，应和平时一样服药，以免造成人为的血压和血糖波动，引起危险。

总之，在抽血检验前，我们要做好准备，身心调整到平稳状态，跟医生多沟通交流，这样各项检查便能顺利完成，检查结果也能准确无误。

石国民　**供稿**

胃肠检查只能做胃镜吗

胃是空腔脏器，如果出了问题，诊断通常以胃镜检查为主，以放射钡餐检查为辅。然而，胃镜检查常常让人“望痛却步”，钡餐检查又要接触放射线，担心辐射问题的患者同样“心有戚戚”。

现在，想做胃肠检查的人又多了一个选择——“胃肠超声”。

胃肠超声的全称为“胃肠超声造影检查法”，又称“胃肠充盈检查法”，是通过一种造影剂充盈胃肠腔后，在声像图上显示类似于实质性组织的回声，可清晰地显示胃肠壁的层次结构，从而使胃肠内腔产生最佳的声学造影效果。

该检测法可提高病灶的分辨率和检出率，尤其对于低回声病变具有很强的分辨力，对胃周围的毗邻脏器和组织也能清晰显示，特别是胰腺、肝外胆管、胃周围和腹膜后淋巴结、腹膜后血管显示得特别清晰，极大丰富了病变图像的信息。

胃肠超声这种检查技术无痛、无创、低耗、高效、方便，除了能观察胃肠道腔内的情况以外，还能直观全面地观察胃肠道壁内以及壁外的情况，对病灶的来源、定位有着不可替代的作用。所以，其特别适合老年人、儿童，以及食管狭窄、吞咽困难、剧烈呕吐、急性消化道出血和不愿意接受胃镜检查的患者。该技术的出现可用于绝大多数胃肠道疾病的早期筛查，是填补胃肠道影像功能筛查的一项重要空白。

胃超声检查的最大优势是声束能穿透胃壁，从而显示胃壁层次结构。它作为一种非创伤性检查方法，可以给临床提供胃壁占位性病灶的部位、大小和形态，能估计病变侵犯胃壁的程度，为手术方式的选择提供参考方案。特别是能了解胃周器官的转移情况，这是X线钡餐检查和胃镜检查无法做到的。

徐培杰　**供稿**

Q 颅内血管术后就不能做磁共振检查了吗

很多患者由于一些颅内血管疾病，不得不做颅内手术。可是在做了手术后，患者常常会被植入金属材料，这让很多人担心这对今后做磁共振是否会有影响。现以颅内动脉瘤手术为例，对颅内血管术后能否做磁共振进行介绍。

如果发现颅内动脉瘤，通常需手术治疗，主要有开颅手术夹闭动脉瘤、孤立动脉瘤微创介入栓塞动脉瘤以及支架辅助弹簧圈治疗等方法。上述任何一种手术方式，都会有金属异物植入颅内，如动脉瘤夹、颅骨固定钉、微弹簧圈、血管支架等。

动脉瘤治疗去除了脑血管破裂这一危险因素，以后再发生蛛网膜下腔出血的可能性就小多了。但是，动脉瘤治愈后有的还会出现新问题，如发生脑梗死、脑外伤、脑肿瘤等，尤其是脑梗死的发病率很高，在许多情况下是需要做影像学检查的。这使得能否做磁共振检查就成了许多患者以及家属担心的问题。

国外有6项研究是对253名颅内动脉瘤在血管内弹簧圈栓塞术后随访，随访的方式就是3.0T磁共振血管成像（MRA）检查，结论是MRA可作为颅内动脉瘤栓塞术后一种有效和可行的影像学随访方法。MRA取代数字减影血管造影（DSA）的研究，在医学检查上迈出了重要的一步。由此看来，用MRA随访是可以做磁共振检查。

随着技术的进步，植入材料制作工艺也在进步，如果是塑料性质的材料，那可以肯定地说，做磁共振完全没有问题。目前，常用材料的性质通常为钛合金，属于无磁性或弱磁性，以目前的工艺水平来说，大多数此类材料是完全兼容核磁共振检查的（最好核磁共振场强不超过3.0T）。对于钢材制作的植入材料，是完全不能兼容核磁共振检查的。所以，除钢材制作的材料外，基本上都可以做核磁共振检查，不必担心会造成不良影响。

需要提醒的是，做磁共振之前，患者必须向自己的主管医生明确告之，到底手术植入了哪种性质的材料。

是明启　**供稿**

尿糖检查可以诊断出是否患糖尿病吗

70岁的李奶奶拿着体检报告来医院内分泌科咨询，她问道："体检科的医生说我有糖尿病，但是我的尿糖明明是阴性的，怎么会有糖尿病呢？一定是医生搞错了，请你给我再好好看一下吧！"有这样的疑问的人很多，为了消除大家的疑虑，今天就来科普一下尿糖和糖尿病的关系。

尿糖阴性不代表未患糖尿病。所谓糖尿，顾名思义，就是葡萄糖从尿中排出。正常人从肾小管滤出的葡萄糖几乎被肾小管完全吸收，每天仅从尿中排出微量的葡萄糖（32～90毫克），一般葡萄糖定性试验不能检出，即显示尿糖阴性。正常人血糖超过8.9毫摩尔每升时，即可查出尿糖，每天尿中排出葡萄糖大于150毫克，这一血糖水平称为肾糖阈值。

那么，尿糖阴性就一定没患糖尿病吗？答案是否定的。老年人及患肾脏疾病者肾糖阈升高，尿糖排泄出现障碍，血糖超过10毫摩尔每升，甚至高达16.7毫摩尔每升时也可以表现为无糖尿。也就是说尿糖阴性不一定就没有糖尿病。

此外，有些糖尿病病人仅仅空腹血糖升高，血糖并没有超过10毫摩尔每升，也是查不出糖尿病的。也就是说，糖尿病不严重的时候，或者糖尿病控制好的情况下，尿糖也是阴性的。

相反，尿糖阳性就一定患有糖尿病吗？答案也是否定的。妊娠期妇女及一些肾小管或肾间质病变患者，肾糖阈降低，血糖正常时亦可出现糖尿。糖尿的检查常受尿中乳糖、果糖、戊糖、抗坏血酸、头孢菌素、异烟肼及水杨酸盐等药物的影响，呈现假阳性。服用大剂量抗坏血酸、水杨酸、甲基多巴及左旋多巴后，亦可出现假阳性。也就是说，尿糖阳性也不一定有糖尿病。

因此，尿糖不作为糖尿病的诊断指标，一般仅用作糖尿病控制情况的监测和提示可能为糖尿病而需进一步检查的指标。

最后，再来科普一下糖尿病的诊断标准，糖尿病是根据血糖来诊断的，正常人空腹全血血糖为3.9～6.1毫摩尔每升，餐后2小时血糖≤7.8毫摩尔每升。

糖尿病的诊断标准有以下几点：

1.有糖尿病症状，并且随机血糖≥11.1毫摩尔每升。随机血糖是指就餐后任意时间的血糖值，典型的糖尿病症状包括多尿、烦渴和无其他诱因的体重下降。

2.空腹血糖≥7.0毫摩尔每升，空腹状态定义为至少8小时内无热量摄入。

3.做葡萄糖耐量试验（OGTT）时，2小时血糖≥11.1毫摩尔每升。

符合上述标准之一的患者，在次日复诊仍符合三条标准之一者，即可诊断为患有糖尿病。建议大家血糖超过正常值时，及时到内分泌科就诊，医师可以给大家专业的建议和治疗方案。

刘莎　**供稿**

发烧做脑脊液检查是“过度医疗”吗

孩子发烧了，医生在询问病史并做完重点检查后通常会告诉孩子的父母，孩子不仅要做抽血化验检查，还需要做脑脊液检查，对于一般父母来说，抽血化验检查流程普遍较为熟悉，也容易接受，但对于“脑脊液检查”却鲜少或从未听说过，难免疑惑不解。

脑脊液作为中枢神经系统的组成部分，当脑与脊髓发生病变时，尤其是感染了细菌、病毒等病原微生物后，脑脊液也会有颜色、成分（如细胞数、蛋白含量）等方面的改变。医生可通过这些变化来间接地判断脑或脊髓是否患病，以及所患病变的早晚、轻重与种类，进而有针对性地进行制定治疗方案，以获取最好的疗效。

采血化验需扎血管抽血，脑脊液只存在于中枢神经系统中，唯一的获取样本的途径是从腰椎穿刺。

医生为何要给一些发烧的孩子做脑脊液检查？理由是怀疑这些孩子患上了脑炎等中枢神经系统感染性疾患。这类疾病病情重，恶化快，急需及时进行有效救治；加上孩子语言能力的欠缺，给正确的诊治带来了困难，而脑脊液检查是侦查中枢神经系统有无疾病乃至何种疾病的最好方法。

脑脊液检查对细菌性脑膜炎、结核性脑膜炎和真菌性脑膜炎等疾病的诊断具有高灵敏度和高度特异性，对病毒性脑膜炎、颅内出血、硬脑膜下血肿等疾病诊断具有中等灵敏度和中度特异性，对于年纪小的孩子尤为重要，检出病原体具有直接诊断的意义，并可为治疗效果评估、预后判断提供参考。

民间存在一些关于脑脊液检查的谣言是缺乏科学道理的。说脑脊液检查可使孩子变傻，实际上医生做该检查选择的是第4腰椎和第5腰椎的椎间隙，这个地方虽有马尾神经，但其在触碰到腰穿针的针尖以后也会自动弹开，这种检查是安全且没有后遗症的。虽然有些孩子确实落下了智力障碍、身体瘫痪等后遗症，但并不是该检查造成的，实际祸首应是脑炎等疾病。

当然，做脑脊液检查毕竟有一定的创伤性，可带来一些不适感，如穿刺部位疼痛、出血，检查后头痛等，但这些“副作用”与及时明确疾病诊断所带来的良好疗效相比可谓不值一提了。

何况，经过医生的规范化处理以及短时间的调养，不适感会很快得到恢复。如穿刺部位出血，通过局部压迫数分钟即可止血；穿刺部位的疼痛以及穿刺后头痛，一周左右即可好转。所以，当医生征询你的孩子是否需要做脑脊液检查时（如出现发烧、恶心、呕吐、抽搐、意识障碍等症状）切莫轻易否决，而应着眼于健康大局，积极接受并密切配合。

兰政文　**供稿**

你了解急救误区吗

某日，山西省某男子因心搏骤停突然昏倒在街头。热心的市民随即给昏倒男子实施心肺复苏，进行急救，等待“120”救护车的到来。

现场急救是对伤员在送医院前的紧急救护，目的是使用简单有效的方法来抢救生命，保护患者，安全运送，便于后续治疗。随着急救意识日渐增强，人们遇到紧急情况时再也不会“坐以待毙”。然而，一些错误的急救法不仅会延误救援时机，甚至会造成二次伤害。

误区一：晕倒了就进行心肺复苏。

在正常室温下，心搏骤停4分钟后脑细胞就会出现不可逆的损害，如果时间超过10分钟，即使病人被抢救过来，也极可能脑死亡，即“植物人”。但是，不是所有晕倒的患者都需要进行心肺复苏。

如果一个人在大街上突然晕倒，一旁的人应该先轻拍病人的双肩，大声呼叫以确定病人是否还有意识。如果有意识，尽量不要去搬动患者，最好是在一旁陪伴，等着医生到来。一般来说，脑梗死、脑出血、低血糖等患者晕倒后，都不会立即出现呼吸心搏骤停，轻易搬动病人反而容易给患者造成二次伤害。施救者需要知道，心肺复苏针对的是各种原因导致的心跳呼吸骤停者，最常见的原因有冠心病、电击、溺水、创伤、中毒、窒息等疾病。

误区二：用手去探鼻息来判断是否有呼吸。

在影视剧里，经常能看到这样的画面：一个人意识丧失之后，不能动弹，没有任何反应。另一个人用手在其鼻子上探一下，立即就得出结论："没气了。"这其实也是一个误区。

判断患者是否有自主呼吸，专业做法是：先用双手轻拍患者双肩，再大声询问患者来判断患者有无意识。若无反应，可轻拍重唤。观察患者胸廓是否有起伏，观察时间应持续5～10秒，口中念"1001、1002、1003、1004、1005"。若胸部无起伏表明没有呼吸。此时不要犹豫，应立即解开患者衣服，马上进行心肺复苏。

误区三：心肺复苏时一定要做人工呼吸。

我们都知道，及时、规范的心肺复苏，是挽回生命的重要方法。然而很多人对心肺复苏的认识存在误区。比如，有些人认为实施心肺复苏时一定要做人工呼吸，这就是错误的。

对于心搏骤停的患者，心肺复苏的关键就是想方设法让患者的心脏重新跳动起来。胸外按压，就是利用外力来帮助让患者维持重要脏器（如心脏、大脑）的血流灌注，而高质量的心肺复苏，其重点在于持续的胸外按压。若同时为患者进行人工呼吸，在没有助手的情况下，势必要中断按压。按压一停，重要器官的血流灌注又会降到非常低的水平。

理论上，每做30次胸外按压后，就要给予患者人工呼吸2次，但在现场急救时，却往往很难做到二者兼顾。

与人工呼吸相比，持续的胸外按压对心肺复苏的意义更为重要。有些人因为不愿意以嘴对嘴的方式施予患者人工呼吸而放弃援助。事实上，即使只提供单纯的胸外按压，即便按压不到位，深度不够，按压频率不够，仍可能为挽救生命提供先机。

误区四：暂停按压，判断患者呼吸意识是否恢复。

持续不断的胸外按压是提供心肺复苏的重点，在实施胸外按压时，有人总是暂停按压来判断患者的呼吸、意识是否恢复。正确的做法是：完成五组心肺复苏术后（五个循环），再对患者进行重新评估。如果患者呼吸意识仍未恢复，应立即进行下一轮心肺复苏。

急救人员一旦确定患者呼吸心搏骤停，在确定现场环境安全后，应立即予以患者胸外按压。至于什么时候停止胸外按压，一般认为，患者大动脉波动可触及，有自主呼吸后，即可停止胸外按压，将患者转运至医院进行进一步治疗。

误区五：摔倒了马上搀扶。

看到有人摔倒，很多人的第一反应都是马上将其搀扶起来，这其实是急救的误区。中老年人在出门游玩或者锻炼时若突然摔倒了，或被撞后出现剧烈的疼痛，首先要保持冷静，判断是否骨折，然后进行规范处置，并及时求助医生。

对于施救者来说，如果发现摔伤者无法自己站起，应先怀疑其发生骨折或其他意外，若匆忙扶起，会导致二次损伤。

见到有人摔伤，正确的做法：先询问对方是否感觉身体某处不适，并查看其疼痛处是否变形。如果不会判断，谨慎起见，可先按照骨折的方式处理。骨折的急救处理方法主要是固定法，即就近寻找器材帮助固定。如果有出血的情况，可能是开放性骨折，应立即止血。止血方法有很多，最简单的方法就是使用干净清洁的东西包扎创口，如干净纸巾等，然后用布、围巾围绕出血的部分包扎起来，这样做能防止细菌进入骨折的部分。

误区六：让昏迷病人仰卧。

高血压或脑出血患者发病昏迷后，如果让其仰卧，患者的口腔分泌物、呕吐物很容易被吸入呼吸道，从而引起窒息。正确方法：让患者侧卧，并随时清理其口腔内的呕吐物，千万不要给昏迷病人喂食、进水。

癫痫患者发病时，千万不要摁着患者的胳膊、腿等，这样容易造成骨折等意外伤害。身边如果有人突然癫痫发作，首先要把他挪到安全的地方，避开一切潜在的安全隐患，确保周边没有尖锐器物。其次，让患者保持右侧卧位，以防窒息。最后，拨打急救电话，最好有人守护着病人，观察他的发病情况，直到急救车的到来。

误区七：跌伤后拿过氧化氢、碘酒消毒。

许多人都有这样的经验：跌倒后若有皮肤破损，赶快拿过氧化氢、碘酒来治疗伤口和消毒。

其实，如果是轻微撞伤，皮肤完好又没有流血的话，立即用毛巾包冰块冷敷，可以收缩血管、缓解疼痛，不需要使用消毒药水；如果跌倒引起擦伤，伤口表面隐隐渗血，可以先用生理盐水冲洗，然后再用碘附消毒，最后用无菌纱布包扎，不要用酒精或碘酒；如果是被刀割，伤口深达皮下组织，可先用过氧化氢冲洗伤口，然后用生理盐水（一般药店可以买到）冲洗。如果没有的话也可以用干净的水代替，最后用碘附消毒伤口，无菌纱布包扎。由于这种情况还需要考虑打破伤风针，所以，建议患者去医院找专业人士处理。

《家庭百事通》编辑部　**供稿**

药物治疗肝血管瘤是最有效的治疗手段吗

治疗肝血管瘤的方法一般有四种，第一种方法是手术切除治疗，也是当前最为有效的治疗手段。在手术过程中，医生需严格按照手术治疗指征的具体要求进行切除。目前，常用的手术切除方法主要有两种：一是开腹切除法，二是腹腔镜下切除法。在对肝血管瘤进行切除时，需要根据肝血管瘤瘤体所在的位置及其直径的大小进行手术。

第二种方法是射频消融治疗，作为用于治疗肝血管瘤的重要方法之一，射频消融治疗的肝血管瘤和治疗肝癌的基本原理相似。对于直径小于5厘米的肝血管瘤，在具体治疗时便可将射频消融作为微创治疗手段的首选;对于直径大于5厘米且小于10厘米的肝血管瘤，则需要借助彩超或CT的手段才能达到完全消除瘤体的效果。

第三种方法是介入治疗，介入治疗是治疗肝血管瘤的又一重要手段，其不仅具有创伤小的特点，而且价格相对较低廉。患者在术后的恢复效果也比较快，但是其复发率相较而言比其他治疗方法要高。若采用这一手段进行长期治疗，其疗效有所欠佳。

最保守的方法是药物治疗，对于患有肝血管瘤的婴幼儿来说，药物治疗是优先考虑的重要方法之一。相关研究显示，将普萘洛尔应用于婴幼儿肝血管瘤的治疗中，可产生一定的疗效，但对于成年人的肝血管瘤来说，还未见有关疗效的报道。

总而言之，为了做到早发现、早治疗，应通过超声检查、CT检查、MRI检查以及其他检查手段进行诊断。治疗时还需根据患者自身的实际情况，选择合适的治疗方法，这样才能尽可能地降低肝血管瘤带来的危害，促进身体健康的恢复。

李云凤　**供稿**

手指疼痛让查心脏是忽悠人吗

59岁的王大爷最近一段时间总是感觉左手手指疼痛，与之同时，左肩、左胳膊也不大舒服。一向注重健康的王大爷不敢大意，他多次到不同医院的就诊，均未发现异常情况。

后来，一位经验丰富的医生建议他到心内科看看，医生给他开了心电图检查。王大爷对医学基本知识有一些了解，他觉得医生有可能是“过度医疗”，为了避免“被宰”，他赶紧托熟人问问相关医生，他这种情况做心电图有无必要。得到的答案是肯定的，王大爷将信将疑去做了心电图，结果还真是发现他心脏出了问题。

医生初步推断为“异位心绞痛”引起的手指疼痛。随后冠状动脉CT检查结果显示，王大爷确实有两支冠状动脉严重狭窄。根据病情，王大爷需要做支架植入术。术后，王大爷恢复良好，且胳膊、手指疼痛的症状也消除了。

尽管病治好了，但是王大爷仍有疑惑，明明是自己的心脏出了问题，为什么会出现手指疼痛的情况呢?

心脏具有神经支配的功能，当心肌缺血或缺氧时，心脏的交感神经就会把信息传送到大脑，大脑再发出信号经传出神经传到脊髓，并反映到相应的区域产生疼痛，这就是人们常说的心绞痛，它是冠心病的重要信号。

典型心绞痛发作时位于胸骨中上段之后，也可位于左侧心前区，范围约为手掌大小，往往没有明确的界限。心绞痛还可以通过身体的内脏神经系统放射到其他部位，如颈部、四肢、牙床、下颌、咽喉、心窝部等，医学上将这种现象称为“异位心绞痛”，王大爷的手指与臂膀疼痛正是因此而起。

彭永强　**供稿**

Q 患有肾囊肿需要立马干预吗

随着生活水平的提高，人们对健康也越来越重视，每年主动来体检的人也更多了。同时，“肾囊肿”这三个字也经常出现在体检报告单上。那么，肾囊肿到底是一种什么样的疾病呢?

肾囊肿属于良性疾病，几乎不会发生癌变，体检时若意外发现囊肿，大可不必惊慌，但是要半年到一年随诊复查B超，以便及时发现囊肿是否生长，囊肿大到需手术干预的条件时一定要及时手术，以免耽误治疗而出现并发症。

少数情况下，肾囊肿的囊壁可发生腺癌。一般对于伴有血尿和高血压症状的肾囊肿患者，应该全面检查是否伴有肾腺癌。

肾囊肿多无症状，对肾功能和周围组织影响也不大，无须特殊处理，只需每6个月到1年随诊一次，复查B超，必要时可抽血化验，观察囊肿大小及肾功能情况。

但如果肾囊肿合并感染，应该及时就诊，进行抗感染治疗和囊肿穿刺引流。如果囊肿直径超过4厘米或产生周围组织压迫症状，可在超声引导下进行囊液抽吸术并囊内注射硬化剂治疗。如果囊肿巨大，直径超过8厘米则需要手术治疗。

方晓龙　**供稿**

超声波治疗癌症是忽悠人的吗

超声波在医学上最广泛的应用是B超。在大家的认知里，超声检查是一种安全、无损伤的检查手段，但对超声波应用于治疗疾病不大了解，认为超声波治疗癌症是忽悠人的。然而，随着超声波技术的飞速发展，已有人将超声波用于治疗癌症。

在临床上，超声波治癌的操作方法是医生通过工程技术制造出用于超声波聚焦的“治疗头”（超声换能器），在计算机控制下对准肿瘤，使其产生不可恢复的坏死。我们可以简单地理解为聚焦后的超声波将焦点区域烧熟、切除。超声波“切除”的肿瘤只是丧失了生物活性，还留在了人体体内。

此外，已经死亡的肿瘤细胞和组织会释放出抗原，这种抗原有可能会激活人体的免疫系统，从而增强身体的免疫效应。

超声波治疗癌症只适用于治疗腹膜后或腹盆腔内的实

体肿瘤，比如肝脏肿瘤、骨肿瘤、乳腺肿瘤、胰腺癌、肾脏肿瘤、软组织肿瘤等疾病。

但是，超声波不是万能的，以下情况不适宜采用超声波治疗：

（1）患者有严重的凝血功能障碍。

（2）患者的治疗区域内有显著钙化的动脉血管壁。

（3）患者有重要脏器功能衰竭的情况。

（4）影像系统无法清晰定位肿瘤所在位置。

（5）患者是孕妇或哺乳期妇女。

焦曼　**供稿**

咳嗽晕厥综合征会有生命危险吗

王大爷因为感冒导致咳嗽。刚开始没在意，他还以为像以前一样，扛几天就能好。可是半个多月后还咳，他便去药店里买了点消炎药吃，吃了几天也没见好转。某天，他咳着突然眼前一黑，然后就晕倒在家了，还好家人及时送医。这是怎么回事呢？小小咳嗽竟然能让人晕倒？

经过诊断后，医生给出答案：王大爷晕倒的直接原因是剧烈咳嗽。这种情况叫“咳嗽晕厥综合征”，是指在剧烈、连续咳嗽时，出现的一过性意识丧失。该病好发于中老年人，特别是慢性咳嗽者，或呈刺激性干咳者。

它常表现为咳嗽数秒，即晕厥发作，并不会有生命危险，多数患者晕厥时间只持续10秒，少数患者可达30～60秒。轻者剧烈阵咳后，头脑发闷、头晕目眩、浑身无力，瞬间遗忘正在从事的工作；病重患者咳嗽后，面色发绀、面肌及四肢抽搐，随即昏倒，但事后不留任何后遗症。研究表明，咳嗽晕厥可能与咳嗽时情绪激动，引发了脑震荡、脑缺血等因素有关。

咳嗽晕厥综合征属于一过性症状，事后也不留后遗症，本身危害不大。虽然晕倒后不像中风会留下瘫痪的后遗症，但可能会出现外伤出血或内伤骨折，甚至颅脑损伤、死亡等危险。

这里介绍一种技巧性的咳嗽方法——缩唇呼气法：咳嗽前缓慢深吸气，吸气后屏气片刻。躯干略前倾，两手臂屈曲平放在两侧胸壁下部，内收并稍加压。咳嗽时，腹肌用力收缩，腹壁内陷，一次吸气，可连续咳三声。停止咳嗽，合并双唇呈“吹口哨”样，将剩余气体尽量呼尽。再缓慢吸气，或平静呼吸片刻循环。

当预感要咳嗽时，别站着，应及时蹲下、坐下或躺下，以免因晕厥而造成严重摔伤。

戴金芳　**供稿**

Q 甲亢，你诊断清楚了吗

经常听到患者问：“医生，我甲状腺功能增高，是不是患了甲亢，是不是需要长期服用药物，吃了药能根治吗？”

甲状腺功能增高只是代表血液中甲状腺激素含量增高，即甲状腺毒症，但是造成甲状腺功能增高的病因反差很大，治疗方案也大相径庭。

甲状腺毒症最主要的病因有两种，一种是毒性弥漫性甲状腺肿，另一种是亚急性甲状腺炎。两者的治疗方案截然不同。毒性弥漫性甲状腺肿常用抗甲状腺药物或放射性核素碘131治疗，而亚急性甲状腺炎常用非甾体消炎药或激素治疗来缓解症状，不需要服用抗甲状腺药物。所以，光凭临床表现及甲状腺功能增高就盲目诊断，很可能发生误诊而延误病情。

想要诊断准确，甲状腺摄碘率和甲状腺显像是必不可少的检查。

甲状腺具有高度浓聚碘的能力，放射性核素碘131能被有功能的甲状腺组织摄取，被摄取的量及速度与甲状腺功能有关。甲状腺摄碘率的增高或减低则提示甲状腺功能的增高或降低。

甲状腺显像所用的放射性锝也可被甲状腺摄取。同样，摄锝功能的增高或降低反应出甲状腺功能的增高或降低。当检测对象为毒性弥漫性甲状腺肿患者时，甲状腺功能、甲状腺摄碘率和摄锝功能步调一致，都明显增高;当检测对象为亚急性甲状腺炎患者时，甲状腺功能增高，但是甲状腺摄碘率和摄锝功能明显减低，呈典型的“分离显像”。

因此，甲状腺摄碘率和甲状腺显像检查可以把毒性弥漫性甲状腺肿和亚急性甲状腺区分开来，没有其他检查能与之媲美，为临床诊断及治疗提供了有力的证据。

王玉洁　供稿

Q 体外碎石可以“包打天下”吗

有些医院打出一次交费“包碎”的招牌，给患者连续多次碎石。那么，体外多次碎石会对身体有害吗?

体外碎石，不能乱做也不能多做，体外冲击波不能“包打天下”。太小的结石用它碎，是“高射炮打蚊子”，属于过度治疗；太大的结石用它碎，不仅勉为其难，还会导致碎石排不出来，堵塞输尿管，造成肾积水。

原则上讲，直径小于0.5厘米的结石，且没有明显症状，没有肾积水，可以通过服用排石药物、大量饮水，促使结石排出；直径大于0.5厘米小于2厘米的肾结石、直径小于1.5厘米的输尿管结石、直径小于3厘米的膀胱结石，可用体外冲击波碎石；直径大于2厘米的肾结石、直径大于1.5厘米上的输尿管结石、直径大于3厘米的膀胱结石，可以通过输尿管镜、经皮肾镜等微创手术来取出。

《家庭百事通》编辑部　**供稿**

Q 流感筛查阴性，就不是流感吗

孩子常常流鼻涕，还有轻微的发烧症状，但是做流感筛查显示阴性。请问，流感筛查阴性，就可以排除患流感吗?

流感流行季，门诊上以发热就诊的病人中，绝大多数都是感染了流感，特别是症状为高热难退，并伴有头痛、咽痛、四肢酸痛、恶心、呕吐等症状的患者，几乎可以确定为患了流感。流感筛查阳性可明确诊断。

但是，流感筛查是以咽拭子取鼻咽部分泌物作为检查手段，发病时间与取材的深度都可能影响检查结果，可能出现假阴性。所以，当孩子高热难退并伴有明显流感样症状，特别是看护人也“感冒”时，即使流感筛查阴性，也要按流感治疗。

《家庭百事通》编辑部　**供稿**

患了肾癌，还能保住肾吗

在临床和生活中，大家听说治疗肾癌的最有效方法是切除肾脏，让大多数人的潜意识里都认为，一旦患上肾癌，肾脏就保不住了。那么，事实真的是这样吗?

其实，这种“认为”以偏概全了。就肾癌的治疗方式而言，对于早中期肾癌患者来说，手术仍然是可以达到根治的；对于晚期肾癌患者，目前还主要依靠靶向治疗和免疫治疗。而手术方式又有根治性切除和部分切除之分。

目前，临床上对于直径小于4厘米的肾脏肿瘤，是肾部分切除术的绝对适应证。大部分小于7厘米的肾脏肿瘤也可采用肾部分切除术，且其更适用于长在肾脏表面，呈外生性生长的瘤体。

现在，肾部分切除术绝大部分在腹腔镜下完成，采用这种手术方式具有创伤小、术中出血少、患者恢复快、住院时间短等优点。

虽然从理论上讲，一个肾脏就可以维持人体的日常代谢，但部分切除术之后的残肾不可忽视地分担了对侧肾脏的工作，给健侧肾脏以休息的机会。

如果患者本身就只有一个肾，患了肾癌，应该尽可能选择保肾手术，否则全切后患者没有了肾脏，只能靠透析或换肾生活。并且，医生选择手术方式时，更看重患者的身体状况。如果患者80岁了，但身体不错，没有其他合并疾病，肾脏血管也很好，肿瘤分期、大小、位置合适，也可以保肾。所以，切肾还要考虑年龄因素。

吴国英 **供稿**

降压药越晚吃越好吗

52岁的陈伯在家人的“监督”下来到医院检查，结果显示，他的血压高达176/102毫米汞柱，已有心肾功能受损迹象。陈伯说，他从4年前起，血压就偏高，偶尔也会出现头晕的现象，但没有其他不舒服，通常稍作休息便有所缓解。因此，他以为血压高时，休息一下就好了，所以就没有理会。

像陈伯一样存在这种认识误区的患者举不胜举，他们认为头晕只是过度劳累，稍作休息即可。其实不然，高血压病患者往往因为这样的“休息”而耽误了最佳治疗时期。高血压病在早期可能无症状或症状不明显，最常见的症状是头晕、头痛、颈项板紧、疲劳、心悸等，常在劳累、精神紧张、情绪波动的情况下血压升高时，而休息后可恢复正常。但是，以“休息”缓解高血压是错误的，应尽早科学防治，避免后患。

有的患者认为，因为降压药不能随便停，如果用得太早，会导致以后用药无效。反正疾病不能根治，症状不重，干脆不要用药。

的确，目前尚未发现哪一种药物或仪器能够根治高血压病。但中国心血管病相关报告也显示，50%～75%的脑卒中和40%～50%的心肌梗死发生与血压升高有关。血压升高后，心、脑、肾等多个靶器官会在不知不觉中受到损害。血压控制得越早，越能预防和延缓心、脑、肾等器官的损害，其远期的预后也越好。所以，一旦确诊患高血压病，应及早控制血压，使血压达标才是正确的做法，置之不理终将酿成大错。

黄蓉芳　**供稿**

普通尿常规可以查出早期糖肾吗

糖尿病肾病（本文简称“糖肾”）是糖尿病的常见并发症，也是肾衰竭的重要病因之一。糖尿病对肾脏的损伤往往是无声无息的，症状不明显、不易被察觉。若早期不加以控制，中晚期就会发展成糖尿病肾病，治疗难度将大大提高。

很多糖尿病患者都知道，糖尿病肾病的早期信号是蛋白尿，准确地说是微量蛋白尿。微量蛋白需要做特殊检查才能查出。一些糖尿病患者认为，自己定期去做尿常规，就可以准确掌握微量尿蛋白并预防糖肾了。其实，这是一种认识误区。

在糖肾的早期阶段，尿常规检查是查不出微量尿蛋白的。一旦尿常规查出蛋白尿，就说明肾病已经较为严重。尿常规可以检查肾脏是否有细菌感染，是否有大分子物质排出，泌尿系统是否有出血等情况。尿常规异常提示肾脏肯定有问题，但尿常规正常不一定说明肾脏没问题。

在临床上，糖肾可以分为五个阶段：一期只有肾小球滤过率增高，即使做肾穿刺检查，也看不到异常表现，往往被临床漏诊。二期尿中出现微量白蛋白，因为量比较少，做尿常规检查不出来，只有做放射免疫检测时才能发现，此期经过正规治疗有逆转的希望。三期常规化验即能查出蛋白尿。这一阶段治疗得好，病情发展相对慢一些；控制不好，病情发展会较快。四期尿蛋白更多，全身水肿，到了肾病综合征期，这个时期病程进度加快。四期大约3～5年就会进入五期，即尿毒症期。

事实上，糖肾也有一些常见的症状，及时关注，对于及早发现并治疗糖肾大有帮助。通过临床发现，糖肾患者常见的症状有尿量减少、腿肚抽筋、容易疲倦、身体不适等。一旦身体出现这些症状，糖尿病患者一定要提高警惕，注意糖肾的发病可能性。

彭永强　**供稿**

一点癌会自己消失吗

甄先生刚四十出头，最近总感觉上腹部隐隐作痛、食欲下降、胃灼热，偶尔还会胸闷。看消化科门诊，医生给他做了胃镜检查，结果被诊断为“胃一点癌”。听取了多位专家的意见后，他选择了手术切除。令人意外的是，术后病理结果却提示“未见癌变”。难道癌症自己凭空消失了？

一点癌是指术前胃镜活检诊断为癌，而在手术标本上不仅肉眼未发现癌灶（有时可伴良性溃疡或糜烂），而且再经详细的系列组织切片观察仍然未发现癌组织的情况。其属于早期胃癌，确诊依赖胃镜活检。

一点癌是仅限于浅表黏膜的病变，大小仅约数毫米，临床症状与通常的胃病没有区别，有时无任何症状，大多不会引起人们重视。由于癌细胞仅存在于黏膜或表皮内，尚未达到深层组织，如在此时发现，几乎百分之百的患者都可以得到根治。

从一点癌发展为明显的癌肿，大约需要近10年的时间。在这段时间里，若不仔细检查身体，是很难查出癌症的。由于50～60岁是多数癌症发病的高峰年龄段，所以，40岁左右是一点癌的发病高峰期。

一点癌被认为是初生肿瘤，临床症状、体征、内镜检查均缺乏特异性表现。其俗称“一钳子癌”，顾名思义，指癌在病理活检之前已经被胃镜彻底取出。由此可见，甄先生的癌症并不是自己凭空消失的，而是在行胃镜检查时，已经被彻底清除了。

一点癌好发于胃窦、胃体，与其他类型胃癌相同。其临床症状较为隐匿，主要表现为上腹部痛、呃逆、黑便等，与胃炎及其他类型胃癌相比并无特异性表现，部分是在体检时行内镜检查发现的。由于一点癌癌变范围很小，因此活检组织中癌灶周围往往有良性上皮或腺体成分包围。

手术治疗目前仍是一点癌的主要治疗方法，虽然手术治疗创伤性较大，但对于病人来说，是比较彻底的治疗方法。

内镜治疗虽然在一定时间内可以使病变“消失”，但其治疗并不彻底，仍有复发的可能。行内镜下大块黏膜切除术比较安全、彻底、简单易行，尤其适合那些拒绝手术或不适合手术的病人。

一点癌的确诊难度较大，若不是高度细心观察，往往会被疏忽。

因此，建议40岁左右的中年人定期进行健康检查，以便能及早发现一点癌，尽早治疗。然而，目前癌症年轻化趋势愈演愈烈，因此建议年轻人一旦出现消化不良、低热、食欲减退、胃部不适、呃逆、消瘦、黑便、贫血等症状时，一定要行胃镜检查，并在医生的指导下定期复查。

靳小倡　**供稿**

无症状胆结石，可以不管它吗

有数据显示，有六成左右的胆结石患者是没有明显的腹部疼痛症状的。所以，并不是所有患胆结石的患者都会出现疼痛的症状。

患有无症状的胆结石者，患者体内胆结石数量一般不多、体积也不大、表面光滑。这种胆结石通常会漂浮在胆囊内，不易阻塞胆囊管或落入胆总管，所以很少引起不适症状，有的患者可能一辈子都不发生病症。

那么，没有症状的胆结石会给人体造成哪些危害呢?

无症状胆结石会给人体造成许多危害，比如：心律不齐、急性感染、引发胆囊癌、肝功能障碍等。

随着生活水平日渐提升，胆结石发病率也在持续提高。然而，仍然有许多人对胆结石的危害并不是那么了解，大多数人都觉得胆结石没有出现症状就不需要治疗，从而耽误了治疗时机，加重病情，严重时甚至不得不做切胆手术。

胆结石的出现并非无缘无故，总有一些导致的原因，以下是常见的五个原因。

1.肥胖、服用避孕药、使用激素治疗人群。

肥胖是胆结石形成最大的原因之一，而多余的雌激素会导致胆固醇水平升高，使完全排空胆囊变得困难。

2.糖尿病人群。

糖尿病患者往往有较高水平的甘油三酯（一种血脂），而这也是胆结石形成的风险原因之一。

3.服用降低胆固醇的药物者。

降低胆固醇的药物会使胆汁中的胆固醇含量增加，从而提高了患胆结石的概率。

4.体重降低速度过快者。

体重迅速减轻，会让肝脏生成额外的胆固醇，这样容易导致发生胆结石。

5.节食者。

节食者若进食太少，胆囊的收缩频率会降低，也有可能导致发生胆结石。

此外，有胆结石家族遗传史的人群患胆结石的概率会更高，妇女、老年人也是胆结石高发人群。

胆结石似乎神不知鬼不觉地来到患者的身体里，但只要多加注意，也有预防措施，比如：保持合适的体重、不要过度节食、按时吃饭等等。

总之，不要觉得无症状胆结石不会影响到日常生活、工作，就不治疗、不重视。胆结石并非小毛病，一旦发现，要在医生的指导下密切观察或医治，不要耽误了最佳治疗的时间。

张羽 **供稿**

全身皮肤瘙痒是皮肤病吗

49岁的刘阿姨平常身体还算健康，但近半年来，她受尽全身皮肤瘙痒的折磨，瘙痒以夜间为甚，严重影响睡眠，同时伴有体重下降。刘阿姨四处求医，各医院皮肤科医生均当作皮肤湿疹、瘙痒性皮疹治疗。刚刚治疗时还算有效，瘙痒也有所好转。但是随着时间的进展，外用皮肤药效果越来越不理想。近两个月她全身皮肤还出现了皮下结节及出血点，瘙痒越发厉害，严重影响生活，且还伴有不明原因发热。

一个偶然的机会，朋友推荐她到医院血液科就诊。科室主任对她进行了系统全面的体格检查，发现她除了全身瘙痒，发热及出血的皮疹外，她的颈部还可以摸到肿大的淋巴结。于是建议她住院治疗，并予以淋巴结活检，诊断结果为血管免疫母细胞T细胞性淋巴瘤。

刘阿姨在血液科接受化疗，过程很顺利。一个疗程的化疗后，困扰了她半年之久的皮肤瘙痒问题得以解决，且全身皮肤出血点慢慢消退，皮肤变得光滑了，颈部淋巴结也有所缩小，病情得到很好的控制。刘阿姨脸上终于出现了久违的笑容，准备继续巩固治疗。

血管免疫母细胞T细胞淋巴瘤是淋巴瘤的一种，临床表现为发热、皮疹、瘙痒、淋巴结肿大、多克隆性免疫球蛋白增高。明确诊断需行淋巴结病理活检。治疗需予以化疗及干细胞移植为主。

淋巴瘤有80多种亚型，治疗方案及预后均不相同，有的淋巴瘤隐藏在身体里数年不发病；有的进展很迅速，短短一两个月时间就能摧毁身体。

值得提醒的是，淋巴瘤发病率在逐年提高，位居血液系统恶性肿瘤之首，是我国十大恶性肿瘤之一。发生原因跟免疫系统下降、病毒感染、不健康的饮食及工作环境等有关。其表现形式多种多样，通常为无痛性进行性淋巴结肿大，以颈部、腋窝肿大的淋巴结为主，还表现为不明原因发热、夜间盗汗、体重下降、疲乏、皮肤瘙痒等，需要专科医生分析才能诊断及排除淋巴瘤。

李杰平　**供稿**

Q 糖友头晕无力是因为低血糖吗

年近六旬的李女士是一个有着5年病史的糖尿病患者。由于平时注意控糖、保养，她病情一直控制得很不错。有天午饭后，她突然感觉到非常困倦，同时伴有头晕、乏力等症状。为确保安全，她立即测了测血糖，却发现血糖并不低。李女士很是疑惑，赶紧到医院就诊。经医生诊断，才发现李女士头晕无力的症状，竟然是低血压引起的。

很多糖友平时都非常注意高血压，一直致力于降血压，却常常忽视低血压。其实，对于糖尿病患者来说，血压跟血糖一样，都不是越低越好。

糖尿病患者之所以会出现低血压，是由于自主神经病变，造成血管舒缩功能紊乱。尤其是在久坐、久卧后突然起立时，由于血管不能反射性收缩，导致血压骤然下降。而血压骤降会引起一过性脑缺血，导致患者出现头晕、眼花，甚至晕厥的症状。同时，如降压药、利尿药、血管扩张剂、硝酸酯类药物等许多药物都有可能加重低血压的症状。

对于糖尿病患者来说，低血压有着不少危害，其中最严重的伤害一般在餐后15～90分钟，对于低血压糖尿病患者来说，主要可以从调节生活方式及药物治疗等方面进行治疗改善。生活调节细则包括：

1.日常生活中，要加强体育锻炼，提高机体调节功能。

2.适当补充盐，每日进食食盐2～5克，同时多饮水。较多的水分进入血液后可增加血容量，从而提高血压。

3.补充营养，可吃些有利于调节血压的滋补品，如人参、黄芪、中成药生脉饮等。

4.患者平时在体位改变时动作宜慢，从卧位起立过程中，特别在晨间起床时，应先在床边稍坐片刻，然后再缓慢站起活动。

此外，为防止发生餐后低血压，应尽量避免饱食，注意适量减少碳水化合物的摄入，尽量少饮酒，在进食后不要立即起立或从事体力活动。

彭永强　**供稿**

血压偏低一定要立即治疗吗

“体检中，我被发现血压偏低。虽然平时没什么不适症状，医生也说无大碍，但我还是有些不放心。请问，年轻女性血压偏低是否需要治疗？”

低血压是指患者血压的收缩压小于90毫米汞柱或舒张压小于60毫米汞柱，它包括两大类，生理性低血压和病理性低血压。日常生活中，很多没有头晕、目眩等不适症状的女性朋友，在体检中被发现的低血压，都属于生理性低血压。

这种情况血压虽低于正常，只要不影响生活，不需要什么特殊的治疗。但病理性低血压患者除检查病因外，还应做适当做一些提升血压的治疗。

《家庭百事通》编辑部　**供稿**

体检中肿瘤标志物升高就一定有肿瘤吗

最近两年，伴随着体检人数的逐渐增多，体检的项目也在不断增加。其中，肿瘤标志物出现在不少单位的体检项目中。有些人体检发现肿瘤标志物增高，虽然没有查到肿瘤，但也令人忧心忡忡。

肿瘤标志物是指在肿瘤发生和增殖过程中，由肿瘤细胞本身合成、释放，或由机体对肿瘤细胞反应而产生的，标志肿瘤存在和生长的一类物质，主要包括蛋白质、激素、酶、多胺、癌基因产物等。这些物质在正常成人中不存在或者是在癌症患者中出现的水平显著高于正常人。

目前，肿瘤标志物检测是早期发现无症状微灶肿瘤的唯一途径。但肿瘤标志物在正常组织或良性病变中同样可以产生。但这类人群所占的比例较低且存在个体差异。这类人群同样要重视肿瘤标志物，其数值的增加可能是炎症或者是癌细胞的轻度增加。

因此，该检测手段对健康人群筛查作用有限，更适用于高危人群及年龄40岁以上群体的肿瘤筛查。导致肿瘤标志物值升高的原因主要有四个：

恶性肿瘤患者：一般恶性肿瘤患者肿瘤标志物的含量会有显著增高，但并不是所有的恶性肿瘤都会引起肿瘤标志物的升高。例如，同样是原发性肝癌，原发性肝细胞型肝癌患者检测甲胎蛋白（AFP）时，绝大多数会有显著增高，但是原发性胆管细胞型肝癌患者的AFP含量却很少显示升高。这要根据肿瘤标志物的特异性与灵敏度来决定。

样品存储问题：在血液标本储存不当时，也会导致肿瘤标志物的指标升高。如容器、抗凝剂、保存液及冷链储藏等出现问题，会导致样品不能准确反映检测者的实际情况，这可能是肿瘤标志物显示升高的原因。

药物使用：如使用胸腺素、狂犬疫苗等生物制剂后，有可能引起某些肿瘤标志物指标的升高。

特殊情况：例如喝酒、睡眠不好，还有就是过频进食补品。对于女性来说，处于怀孕期或月经期时前后抽血，都会因个人身体差异产生波动。

因此，体检时发现肿瘤标志物值升高了，不必惊慌，可以先把自己的身体调整好，然后再去复查一次。一般非肿瘤因素引起的升高往往是一过性的，或者仅高出一点点。如果有非常明显的增高或持续升高，就需要做进一步的全面检查，包括CT、超声检查等。肿瘤标志物要和影像、病理等检查结合起来，才能进行判断。

是明启　**供稿**

Q 有痰咳不出是咽炎吗

在日常生活中，咳嗽是我们经常遇到的小病症，吐痰则是与咳嗽常相伴的症状之一。同时，也有很多人咳嗽时，总感觉到嗓子里痒痒的，想要吐痰，却常常又咳不出来。大多数人都认为这是咽炎的症状，这种情况往往导致人气急、心慌，身体和心理都非常难受。

中医认为，有痰，尤其是有痰咳不出的情况，多和脾虚湿盛有关系。因为脾为生痰之源，肺为贮痰之器，人的脾胃不好了，就容易内生痰湿。因此，有痰咳不出的根本原因还是在于脾胃不好。

在人体的内脏器官中，脾主要负有运化水液和营养物质的职能，是人体水液及营养代谢的中间环节。脾出现了问题，便不能正常运输营养物质养肺，水液代谢也会随之出现问题。这样一来，人的肺气久而久之就会变虚。

肺虚后一旦再受到外邪侵犯，肺通调水道的功效也会逐渐变弱，水液停聚于体内就形成了“痰”。

中医上将痰分为“有形之痰”与“无形之痰”两种。所谓“有形之痰”，即是那些人眼能见的黏稠液体，多是表明肺部或是气管、呼吸道出了问题；“无形之痰”通常则是肉眼看不见的，容易被人忽视。“无形之痰”会随着气血的运行，在人体全身上下流窜，影响血脉经络和五脏六腑，因而对健康危害也更大。“无形之痰”一旦积聚在体内某个部位，就会引发相应的病症，中医经常根据这些病症来确定其存在。例如“无形之痰”积聚在胃部，会引起胃胀、恶心、呕吐；积聚在心脑，引发心神失常、精神错乱等。

日常生活中，如果痰多以及出现有痰咳不出的现象，可以从日常饮食加以调节，注意保护脾胃。

平时多吃素食，少吃辛辣、油腻等对脾胃有损的食物，应多吃补脾胃之物，譬如淮山药、薏米、赤小豆、豇豆、玉米等。由于食粥可以和胃、补脾、润燥。因此，若用上述食物煮粥食用，疗效更佳。

同时，平时应加强锻炼，注意保持充足睡眠，不要熬夜，保持良好的精神状态等，对健脾祛痰大有益处。

彭永强　供稿

你了解防治哮喘的误区吗

支气管哮喘（简称“哮喘”），是一种呼吸困难并伴有喘鸣音为主要症状的慢性过敏性呼吸系统疾病，是一种常见病、多发病，且易复发。可发生于任何年龄，儿童多于成年人，男性多发于女性。哮喘的病因众多，除遗传因素外，气候、吸入物、感染、食物、精神因素、运动等均是可能诱发。然而，许多人对防治哮喘病认识不足，预防措施不力，甚至存在一些误区。

误区一：偶尔有咳嗽或气喘，不算严重。

即使是轻微的咳嗽或气喘，也提示气道有炎症。如果不经过规范的治疗，这种慢性的炎症会导致气道结构的破坏，造成永久性的肺功能损害。没有被控制住的哮喘，无论轻重，都不能放松或放弃治疗，因为哮喘病的各个时期引起死亡的患者比例是相同的。因此，偶尔有哮喘症状也要重视，给予及时、彻底的治疗。

误区二：哮喘病无法根治，经常犯病免不了。

虽然目前尚无一种治疗手段或药物可以根治哮喘，但是支气管哮喘不是无药可救。只要积极配合医生治疗，坚持使用药物控制，绝大多数哮喘都可以控制，避免反复发作。

误区三：不发作就不需治疗。

不少患者症状缓解时，就以为病“好了”，不再需要治疗了。殊不知，治疗哮喘的关键是持之以恒，如果在急性发作时用药，在缓解期停药，长此以往，不仅哮喘得不到控制，还容易并发肺源性心脏病、慢性阻塞性肺病等。其实，在缓解期，支气管内仍有炎症存在，应按照医嘱，坚持巩固治疗一段时间。如果减少用药甚至擅自停药，往往会造成病情的反复。稳定期的维持治疗可以明显减少哮喘急性发作次数，从而降低入院治疗费用及总体治疗费用，并且可保护肺功能，有助于改善患者及其家庭的生活质量。

误区四：滥用抗生素。

滥用抗生素导致哮喘发作的原因很多，包括过敏、情绪激动、病毒或细菌感染等，然而抗生素只对细菌感染引起的哮喘有作用。当病人在哮喘发作时，如有咳嗽、咳黄痰、发热等呼吸道感染症状，才有必要使用抗生素。不少患者不分原因，哮喘发作就用抗生素，导致治疗没有针对性。还有些患者是哮喘不发作就不治疗，其实这种做法也是错误的，会导致哮喘治疗不足。因为，非正规的治疗不但会让患者的病情越来越严重，还会产生很多副作用。

误区五：拒绝或依赖激素治疗。

有的患者对使用激素心存疑虑，担心会对身体产生副作用，尤其是在缓解期，他们常常不按医嘱服用，导致哮喘反复发作，久而久之会出现气道重塑（气道炎症持续或反复发作，反复修复导致的组织增生），增加治疗难度。另外，有的患者盲目依赖激素药剂。其实，长期过量使用激素不仅不利于真正控制哮喘，还会出现耐药性及诸多副作用。哮喘患者要正确使用激素治疗，目前公认有效且安全的哮喘治疗方法是吸入激素。吸入激素治疗所需的激素剂量大约只相当于口服剂量的1/10至1/20，长期吸入激素治疗一般不会造成全身性的副作用。

误区六：追求“一次见效”。

有的患者一次治疗有了效果，就以为“治好了”；而有的患者一次治疗不见效就以为“治不好”，不再坚持。

其实，想要控制哮喘不复发，尤需患者和医生的配合。首先，秉承防患于未然的原则，积极预防，坚持从根本上改善体质。其次，明确哮喘的防治是一个长期的过程，“治治停停”或者“急于求成”都对控制哮喘发作极为不利。

误区七：吃药就行，不用检查肺功能。

不少患者认为按照医嘱吃药就行了，用不着检查肺功能。殊不知，定期检查肺功能对于哮喘的诊断与评估很有价值，其指标为医生诊断和治疗提供重要参考。因此，哮喘患者应定期检查肺功能，了解肺功能的情况，以防急性发作。治疗后也要定期检查肺功能，防止病情复发。

总之，哮喘的防治须注意治防结合、中西结合、医患结合、综合整治。希望哮喘患者远离以上误区，使用正确治疗方法控制哮喘，以达到像正常人一样享受生活。

孟昭群　**供稿**

得了弱精子症还能生育吗

不少夫妻正在积极备孕，但有些夫妻却始终怀不上孩子。到医院进行全面的检查之后，发现是弱精子症作怪。那么，什么是弱精子症呢？得了弱精子症还能怀上孩子吗？

顾名思义，弱精子症就是精子的活力弱，精子质量低下。临床上我们把精子分为四级：a级精子可做快速直线运动；b级精子可做慢速直线运动；c级精子可做非直线运动；d级是不动的精子，可能为死精子。当a级精子量小于25%或a级+b级精子量小于50%时，称为弱精子症。

致病原因多有以下几点：

生殖系统感染：生殖道的炎症会降低精子的活力和活率，从而形成弱精，导致不孕不育。

先天性因素：由于睾丸发育不全，或者附睾发育不佳，导致精子数量少，或精子的活力差。

内分泌因素：睾丸的生精受到内分泌系统很多激素的

调控，会导致少精或弱精的情况。

精索静脉曲张：它是导致弱精的常见原因之一。

免疫因素：由于生殖道的损伤或炎症会产生一种抗精子抗体，这种抗体可以和精子结合，从而限制精子的活力。

环境因素：高温环境下工作（如厨师）、辐射、环境中的重金属的污染，以及环境激素，都会影响睾丸的生精功能。

不良的生活习惯：如吸烟、酗酒、喝碳酸饮料等能使睾丸萎缩和体内睾酮水平降低，从而影响精子的生成，导致不育。

中医药对于弱精症的疗效总体是令人满意的。根据虚实的不同，通过补其虚，泄其实，化其瘀，清其精，用中药或部分中成药可提高精子活力以助孕。

弱精子患者在治疗过程中，其女方的生殖条件也非常重要。如果精子（种子）弱一点，但如果女方的“土壤”（子宫和卵巢）肥沃，水流通畅（输卵管），这样也可以怀孕。所以，治不孕，夫妻同查同治非常重要。

吴宗传　**供稿**

Q 脾气怪是患有心理疾病吗

生活中，常听到人们对某个人的评价：“这个人脾气真怪！是不是有精神病呀？”的确，一般心理疾病患者都有不同程度的性格改变。他们或过分内向，或过分外向，或要求十全十美，或过分爱钻牛角尖，或过分爱干净，或过分爱唠叨等，这些都是心理疾病的表现。比如躁狂症病人往往表现为情绪反应不稳定、易激惹，甚至出现破坏或攻击行为。“突然间像变了个人”，这是许多精神疾病患者家属对患者的描述。

不过，怪脾气并非心理疾病所特有，相当一部分人的怪脾气与躯体疾病有关。容易出现脾气性格改变的躯体疾病主要有：

甲亢：甲亢（甲状腺素分泌过量）会影响到心率、体温以及大脑等身体组织，导致失眠、脾气暴躁、性情不稳定，同时心脏跳动加快。脾气性格改变常常是甲亢的早期症状之一。患者常常情绪反应不稳定，可因细小琐事或意见遭驳斥，要求未被满足而暴跳如雷，严重者甚至出现暴力行为。

动脉硬化：老年男性的“怪脾气”与高血压及脑动脉硬化等老年疾病有关。这类患者，早期常常伴有头痛、头昏、耳鸣、失眠、记忆力减退等症状，尤其是对近期发生的事情常常会记不起来，甚至早晨说过的话，到了晚上就被忘得一干二净，而且情绪不稳定，感情脆弱，精神抑郁，或痛哭流涕，或嬉笑激动。

糖尿病：血糖水平过低会导致患者突然发脾气。低血糖会影响到包括大脑在内的所有人体组织，致使血清素等体内化学物质失衡，几分钟内会导致患者发生攻击行为或产生发怒、惶惑、不安和恐慌等情绪。

癫痫：癫痫发作之后，有时候患者会突然发火。这是因为癫痫发作是大脑中电流活动突然暴发所致，随之导致脑细胞之间信息传递功能失常，患者的脾气性格改变。

血管性痴呆：90%的血管性痴呆症病例会在疾病发作几年前就出现易怒和莫名发火、情绪不稳定等一系列行为。一旦你的亲人或者朋友出现不明原因的情绪不稳，尤其是持续一段时间，而且记忆力减退时，要警惕血管性痴呆的可能，最好及时到医院就诊，以便早期诊断、早期治疗，争取最佳治疗效果。

肝炎：肝炎和肝硬化会导致肝性脑病。患者会发生行为和攻击性等个性变化。肝功能失常会导致体内毒素在血液系统中逐渐累积，影响大脑正常工作。

经前期综合征：经前期雌激素和孕酮下降。会影响女性血清素水平，容易导致易怒、紧张和烦躁不安等症状。

因此，当发现亲属有脾气改变时，不要贸然认为这一定是精神因素导致的，而应带其至正规医院就诊，以便能尽早发现真正病因，并对其对症治疗。

陈福新　**供稿**

痴呆都是不可治愈的吗

随着人口老龄化进程加快，老年痴呆患者越来越多。阿尔茨海默病，俗称“老年性痴呆”，是致痴呆最常见的原因。目前，医学界还没有找到有效防治这类疾病的办法。但一些其他原因引起的痴呆是属于可治的，比如自身免疫性脑炎所致的痴呆。如果对这些原因导致的痴呆及时进行有效的干预，可以使患者得到明显的好转，甚至治愈。

家住湖南省长沙市的张大爷70多岁了，一直奋斗在临床一线，直到近两年因为听力与视力下降影响到工作，才在家属的强烈要求下退休。退休后的张大爷生活能自理，待人接物一切正常，可最近他的一些举动，让同为医护人员的老伴觉得很反常：到了以前经常光顾的超市，他却表示不认识这里；家人问他是否还记得一个月前全家人一起外出旅游，张大爷表示没这样的事。

看到这些迹象，老伴觉得张大爷可能患了老年性痴呆，遂将其送至当地医院就诊。头部磁共振检查显示张大爷脑内散在缺血、腔隙灶，脑萎缩。医生诊断为老年性痴呆，让他开始服用盐酸多奈哌齐片治疗，可服药后张大爷记忆力障碍仍呈进行性加重，服药7日后出现呕吐，遂停药。停药3天后，张大爷出现双上肢抖动，步态异常，夜间入睡后讲胡话。

为求进一步诊治，张大爷转入医院神经内科。入院后，医生让张大爷做了完善的相关检查，复查头部磁共振显示脑萎缩，对称性双侧海马及颞叶内侧病变。血清及脑脊液抗γ氨基丁酸B抗体强阳性、副肿瘤相关抗体阴性。动态脑电图显示高度异常老年脑电图。医生将其明确诊断为“自身免疫性脑炎”，予糖皮质激素、左乙拉西坦等治疗后，张大爷病情明显好转，目前生活能基本自理。

自身免疫性脑炎在2007年首次被报道，目前其患病比占脑炎病例的10%～20%。虽然发病率不高，但是该病发病急，危害大。公众普遍对其认识度低，且容易误诊与漏诊。一旦诊治不及时，将给患者带来严重的后果，因此很有必要向公众普及这方面的知识。

自身免疫性脑炎症状相当广泛，其主要临床症状包括精神行为异常、认知障碍、近事记忆力下降、癫痫发作、言语障碍、运动障碍、不自主运动、意识水平下降与昏迷、自主神经功能障碍等，以急性或亚急性形式起病。因此，部分自身免疫性脑炎也容易被误诊为精神分裂症去精神病院就诊。此外，部分自身免疫性脑炎的早期表现为发热、头痛等症状，容易误诊为感冒。

早期救治是决定本病预后的关键。如果亲友中有老人出现不明原因的智力下降、精神行为异常、抽搐等表现，不要忽视，不要想当然地认为这是正常老化，应及时到医院神经内科就诊。

黎园 袁锋 **供稿**

关节疼痛就诊要选风湿免疫科吗

关节疼痛是每个人可能遇到的烦心事，腕关节、肘关节、肩关节等关节都可能发生疼痛。当关节疼痛发生时，我们需区别症状，并选择相应的科室就诊，但并不是所有的关节疼痛都需要去风湿免疫科就诊。

我们如何区别是痛风、风湿，还是关节退化磨损呢？在没有受到外伤的情况下，本文献出三招，助您初步判断关节疼痛可能属于哪种类型，以便您顺利就诊。

看关节肿痛的部位：

1.强直性脊柱炎等疾病往往与遗传基因有关，也与某种细菌、病毒、结核等感染人体有关。这类患者需要到风湿免疫科就诊，以明确病因、对症下药。

2.若没有受外伤，在饮酒、受凉、吃大鱼大肉之后，发生第一个大脚趾头、脚背、脚踝等部位突发的红肿、热痛，要考虑痛风的可能。患者需到免疫科进行痛风的相关检查，并改变生活方式，如戒酒等。

3.膝关节在走路、上下楼梯时疼痛，休息时不痛（或者疼痛减轻），要考虑运动损伤、骨关节炎（软骨的磨损）的可能。此时，患者要保护好膝关节，避免长时间行走和爬楼梯，锻炼上以增强股四头肌力量为主（在康复科医生指导下进行）。症状严重者，需到骨科就诊。

4.指关节、腕关节、肘关节肿胀疼痛，并伴有超过半小时的晨起关节僵硬，要考虑类风湿性关节炎、干燥综合征、红斑狼疮等疾病。此时，患者要看风湿免疫科，以早期诊断及治疗。

5.颈部和肩背的疼痛往往与强直性脊柱炎、慢性劳损、颈椎胸椎损伤等相关。患者需要在风湿科、骨科、脊柱外科综合诊治。

看年龄和性别：

1.儿童的关节红肿热痛，有可能是风湿热，抑或是幼年特发性关节炎，也可能有关节内的细菌或者结核感染。因为儿童处于生长发育的阶段，长期的慢性炎症损伤会导致关节和肢体的发育畸形。所以，对此家长要特别重视，尽早到儿童风湿免疫病专科就诊。

2.青年和中年妇女手指关节肿胀、疼痛超过3个月，要警惕系统性风湿免疫病，如类风湿关节炎、系统性红斑狼疮、硬皮病等。患者要到风湿免疫科详细检查。

3.绝经期后妇女的手指肿胀、关节膨大变形，但没有很显著的疼痛，往往是手部的骨关节炎所致。这种情况是人体关节软骨衰老退化的一个生理改变，一般不需要特殊治疗。防治方法主要是注重手部的保暖，避免过多手指劳作，适当服用一些改善软骨代谢的药物。

4.年龄在15～45岁的男性发生3个月以上的臀部、膝盖、脚跟疼痛，特别是家人也有类似症状的，要高度怀疑脊柱关节炎。这类患者要到风湿免疫科进一步诊治。

看人的体质与生活习惯：

一个长期吸烟的老人莫名出现全身多处关节肿胀疼痛，要详细检查，以排除肺癌引发的关节疼痛。一个长期拉肚子的年轻人，出现了关节和脚掌的疼痛，要考虑炎症性肠病引起的关节肌腱损害。患者不仅要看风湿科，还要去消化内科诊治。

罗徐　**供稿**

Q 打玻璃酸钠能增加关节液吗

对于早中期的骨关节炎患者，注射玻璃酸钠的疗效是很明显的。尤其是对于中老年人来说，早期注射，很多患者一两次就可见效，若再配合休息、功能锻炼，可以达到很好的效果。

关节液由骨膜分泌，是一种润滑物质，可以有效减轻关节内部摩擦，减轻关节受到的物理损伤。增加关节液的方式主要包括营养补充、运动训练两种。患者可以增加高氨基酸类、高胶原含量的食物摄入，为关节液的合成提供原材料，这类食物一般以肉类居多。

此外，适当做一些跳跃、拉伸，半蹲等正确的训练，也可刺激骨膜分泌关节液。

《家庭百事通》编辑部　**供稿**

心理治疗对梦游症有效吗

梦游症是一种睡眠障碍，是指熟睡之后，患者不由自主地下床或出户游走，游走时呈熟睡状态，呼之不醒，自醒后对睡眠期间的活动一无所知。梦游症多发生在少儿期（6～12岁），会持续数年，进入青春期后多会自行消失，一般男多于女。

梦游症发生在睡眠的第3～4期深睡阶段，此阶段通常处于前半夜，即是入睡后的前2～3小时。游走发作的时间一般为几分钟，多为一些重复性的动作，如小孩起床上厕所后，就在屋内来回游走，拿起东西又放下。

梦游期间可以回答一些简单的问题，但多含糊不清，很少能进行长时间的交谈，能够躲避一般的障碍物，甚至可以乘车，但人处于迷糊状态，有一定的危险性。

梦游症对自己和他人有一定的危险性，因此一旦发现孩子出现梦游，要及时找医生咨询。由于梦游与心理因素密切相关，最好及时到心理门诊或者失眠门诊寻求专业医生的帮助，以免延误病情。

梦游症以心理治疗为主，心理治疗给予危机干预，如采用以情制情法，用语言、趣闻、故事、行为、奖励等方法治疗患者，可以使患者心神振奋，并引导其扩大活动范围，让其多接触社会，开阔心胸，活跃情绪，可达到较好的治疗效果。

梦游症无特殊治疗药物，根据临床经验可使用长效催眠药物，如苯巴比妥、扎来普隆等。这些药物能够延长浅睡眠时间，明显缩短深睡眠时间，使梦游不易发生。需要注意的是，服用药物必须在医生指导下进行。

为了避免孩子再次发生梦游，小孩在睡前应排除受惊因素，如不要看惊恐电影、电视、小说，不要听紧张、吓人的故事。

陈福新 **供稿**

中医骨伤科只治跌打骨伤吗

中医骨伤科不单单治疗跌打骨伤，更是针对治疗骨折、脱臼、筋伤和骨病四大类疾病。

骨折：骨折是生活中常见的损伤，一般是由跌倒或碰撞造成。中医对于骨折治疗有四大要求：整复、固定、内外用药以及练功修复。移位性骨折首先要复位，复位为治疗骨折创造先决条件；固定为愈合修复创造有利条件；内外用药有促进组织营养吸收、活血化瘀、止痛消肿等作用；练功即在夹板固定之下进行一些适当的运动，这一点有助局部血液循环，加速骨折修复愈合。

脱臼：常见的脱臼一般发生在肩、肘、颞颚关节、小儿桡骨小头半脱位等部位。治疗方法同样是先复位、固定，再加上内外服药以及练功。

筋伤：一般颈、肩、肘、腰腿、膝、踝的疼痛大多为软组织筋伤所致。这是一种常见病和多发病，尤其迈入智能化时代，“低头族”与“手机党”最容易有这方面的疾病。中医骨伤科无论在筋伤的诊断和治疗上都较有优势，并有多种治疗手段，比如针灸、针刀、韧针、火针、拉伸、龙氏治脊疗法等等，都有显著效果。

骨病：骨病除了骨肉瘤外，多发于颈、腰、髋、膝等部位，出现退化性关节炎，范围很广。致病原因除了过度负重，还有外伤性引起的早期退化。治疗骨病必需先做鉴别诊断，排除骨肉瘤或其他肿瘤转移，再来对症施治。

要注意的是，无论骨折、脱臼，还是筋伤，都会出现肿胀、疼痛及功能障碍。骨折及脱臼一定会牵涉筋伤，但筋伤却不一定会有骨折或脱臼。这些要经过逐一鉴别才能对症施治。

王祖远　供稿

食管压迫性脊椎病只能保守治疗吗

食管压迫性脊椎病又称吞咽困难性颈椎病，该病主要是颈椎骨质增生出现病变导致的。由于颈椎骨赘很大而压迫食道，导致出现吞咽困难、胸骨后异物感或呼吸不畅的现象。

食道压迫性脊椎病的治疗，一般先以保守治疗为主，包括颈部制动、控制饮食（给以软食或流质饮食）、避免各种刺激性较大的食物，及进行各种对症疗法。对有低热或怀疑有食管周围炎者，可给予广谱抗生素治疗；症状轻微的患者，建议适当休息，补充睡眠，可配合中医热敷和理疗。对于经保守治疗无效者，可考虑手术治疗，一般采用切除椎前骨赘的方式治疗。

在预防脊椎病上，要注意加强颈肩部肌肉的锻炼。患者可以做头及双上肢的前屈、后伸及旋转运动，既可缓解疲劳又能增强颈肩顺应颈部突然变化的能力。要及早治疗颈肩、背软组织劳损，防止其发展为颈椎病，要避免高枕睡眠等不良习惯，还要注意颈肩部保暖，避免头颈负重物，坐车时不要打瞌睡等。

吕若琦　**供稿**

轻度烧烫伤一定要包扎吗

人在日常生活中难免会发生意外，如儿童天性活泼好动，好奇心强，喜欢到处乱摸乱动，稍有不慎容易被开水烫伤、煤火烧伤或是被某种化学物质灼伤。医学上将这些损伤统称为“烧烫伤”。烧烫伤可轻可重，烧烫伤面积有大有小，处理原则也有所不同。

如果烧烫伤面积小，不超过体表面积的10%，烧伤部位仅仅表现为红肿、疼痛、烧灼感或伴有数个张力较大的水疱时，一般称为“小面积、轻度烧烫伤”。

对小面积、轻度烧烫伤，一般不主张包扎，而是采用暴露疗法，让创面暴露于空气中。

日常生活中不少人认为，将创面暴露于空气中容易引起感染。其实，没有创面损伤的小面积、轻度烧烫伤，无创面组织完整性的破坏，细菌不容易侵入，人们不用担心感染。并且，采用暴露疗法具有以下优点：

1.暴露疗法可避免加压包扎时对局部血流产生障碍，

有利于维持烧烫伤部位血流通畅，加速代谢和促进组织修复，缩短愈合时间。

2.不包扎可使创面渗出的大量水分及时散失，防止其滞留而导致诱发局部感染发生，同时有利于缩短渗出时间和促进消肿。

3.暴露疗法使创面开放，有利于开展消毒和湿敷治疗，也有利于局部用药和敷料更换，更有利于治疗操作，促进创面修复。

所以，一旦发生小面积、轻度烧烫伤，且没有创面损伤时，无论是在家中治疗还是住院治疗，都要尽可能采用暴露疗法。认真做好创面的清洁、消毒、定时喷洒烧伤药液或涂覆烧烫伤药膏、保持创面湿润即可。当然，暴露疗法需要适宜的环境温度，须维持室内温度在20℃以上，并注意保持一定湿度和空气流通为佳。

韩咏霞　**供稿**

骨肉瘤真的治不好吗

在《人间世》纪录片中，其中骨肉瘤患儿的遭遇让很多人感到心疼。有人不禁疑惑："骨肉瘤真的治不好吗？"

骨肉瘤患者中，男性更多，发病年龄在10～30岁。好发部位是长骨，比如股骨远端、胫骨近端、肱骨近端。

骨肉瘤在发病初期并无典型症状，随着病情发展，可能会有疼痛，并逐渐加剧，持续发作，同时局部可有肿胀并加重，皮温增高，局部触痛明显。病变进展快时，肿瘤附近的关节会有功能障碍，比如运动或抬高肢体时疼痛明显而不敢活动，跛行等。少数患者疼痛部位的骨质溶解，可能出现病理性骨折（没有外伤而骨折或很轻的外伤就骨折）。孩子总说腿疼，或者活动受限、跛行，或肢体某处摸到包块等，这时要当心骨肉瘤，一定要及时就诊，不能耽误。

目前，骨肉瘤采用以手术和化疗为主的综合治疗，一般采取术前化疗—手术—术后化疗的策略模式。

手术治疗包括截肢和保肢手术。选择截肢还是保肢，得根据具体病情而定。规范的治疗是保证疗效的前提，经过正规治疗，骨肉瘤患者五年生存率可达60%～80%或更高。由于骨肉瘤很多发生在儿童、青少年，治疗要考虑到年龄因素，强调多学科团队合作。

很遗憾，目前骨肉瘤的病因尚不明，发病危险因素也没有太多的研究。一般认为可能跟基因、骨异常代谢或者环境暴露等因素有关。遗传因素、一些骨病以及曾因其他肿瘤做过放疗等，可能会增加患病风险。

由于病因不明确，可以说目前还没有太有效的预防策略，也没有明确的筛查措施，主要是有相关症状要重视，发现异常及时就诊，到有经验的正规医疗机构规范诊治是保证疗效的关键。

潘战和　**供稿**

Q 膝关节酸痛一定是关节炎吗

近段时间，老张时常感到两膝关节处有些疼痛不适。去社区卫生所就诊，医生说他患的是风湿性关节炎，给他开了些止痛药和风湿止痛膏。老张用药后膝关节的疼痛有所缓解，但还是常常复发。为此，老张常常痛苦不堪。

后来，老张去大医院找资深医师就诊。资深医师详细问诊和仔细检查后告诉老张，其所患的关节痛并非风湿性关节炎，而是一种导致膝关节疼痛的关节酸痛症。这种病症无须特殊治疗，注意保暖和对症处理即可。随后，医师为老张开了几样药，并再次叮嘱老张要注意御寒保暖，不可掉以轻心。老张谨遵医嘱，膝关节疼痛终于日趋好转。

尽管风湿性关节炎是膝关节疼痛的常见病因，但膝关节疼痛并非都是由风湿性关节炎所致。日常生活中，除了风湿性关节炎、骨质增生等骨性疾病可引起膝关节疼痛外，还有许多非骨性疾病和生活因素也可造成膝关节疼痛，例如受凉、潮湿、疲劳等，都有可能导致膝关节疼痛的发生。临床上将这种非骨性疾病所致的膝关节疼痛，称为“膝关节酸痛症”。

因此，当一个健康的人在寒冷季节或长时间处在潮湿环境中而感到膝关节疼痛与不适时，不要想当然地认为自己患了风湿性关节炎，而应去当地的正规医院进行检查，以便明确诊断，得到合理治疗。

膝关节酸痛症往往具有一定的特征性，基本表现有如下两点：

1.平日并无明显的膝关节疼痛与不适，但在遭遇寒冷、潮湿、精神刺激等生活因素及创伤、感染时，膝关节周围就会出现酸软、无力感或疼痛感。这种疼痛与不适在上下台阶时最为明显，常常迫使患者不得不抓住楼梯扶手，借力而行。

2.无膝关节红肿和压痛，也无晨僵感，通常可随着上述诱发因素的缓解而症状得以改善，甚至消失。

一般来说，在排除了风湿性关节炎、骨关节病及其他器质性关节炎后，就可考虑为关节酸痛症。关节酸痛症的基本疗法是保暖，同时保持乐观情绪，劳逸结合，防止潮湿和过度疲劳。一般情况下，膝关节酸痛症无须用药，较重者可服用小剂量非甾体抗炎药，以缓解疼痛和改善症状。

魏开敏　**供稿**

包皮过长一定要割吗

看着满天飞的“割包皮”广告，很多家长都会有这样的忧虑：“我家儿子是不是包皮过长？”“包皮过长有哪些危害？”“到底需不需要割包皮？”今天，我们就来介绍一下什么样的包皮需要割。

正常的包皮，在阴茎上就像毛衣领子刚好到脖子上，让人感觉不冷不热、呼吸顺畅。包皮过长，就像人穿了件高领毛衣，衣领卡在脖子和脸上，只剩下龟头顶，让人感觉闷热无比、呼吸不畅。更有甚者，包皮完全裹住龟头（即包茎）。专业来讲，包皮是否过长可以从“看、翻”两步进行识别。

包皮过长分为真性和假性包皮过长。以上两点主要是针对真性包皮过长而言的，假性包皮过长则是阴茎平静时包皮裹住了龟头，但勃起后能自然且完全暴露龟头。

新生儿大多是包皮过长，但随着年龄增长，阴茎会生长发育、勃起，包皮会逐渐自行向上退缩，显露出阴茎头，包皮过长的问题可以“不治而愈”。但要注意平时的护理包皮，应将其清洗干净并保持干燥。

包皮能不割就不割，但异常到该割的情况还是要割。

割包皮手术指征：

（1）反复泌尿性感染（包皮过长引起反复发作的尿道炎、包皮炎等炎症）。

（2）管状包茎（阴茎完全被包皮包住，龟头无法从包皮中露出）。

（3）瘢痕性包茎（阴茎头炎症或损伤后，使包皮口呈瘢痕性狭窄，影响其弹性和延展性）。因为割包皮涉及较多医学专业问题，具体的评估和治疗最好到正规医院进行。

割包皮手术时间：综合孩子的生长发育和小儿手术配合情况，割包皮最佳时间为12岁以后至结婚（或性生活）前，在这期间内越早完成手术越好。

综上所述，关于包皮问题，家长无须过度焦虑，正确就医即可。但家长也不可忽视孩子的包皮问题，以免影响孩子的健康生长。

戴金芳 **供稿**

患有飞蚊症只能手术治疗吗

飞蚊症可分为生理性和病理性两类。生理性飞蚊症多由玻璃体年龄性改变引起的，随着病程，有可能逐步发生玻璃体液化、变性，玻璃体后脱离。生理性飞蚊症病情严重时也属于病理性病变。病理性飞蚊症的病因主要包括眼内炎、玻璃体积血、视网膜裂孔、视网膜变性、葡萄膜炎、视网膜静脉阻塞以及全身疾病导致的眼部病变等。

飞蚊症的治疗方法有四种，手术治疗并不是唯一的治疗方法。

第一，药物治疗：药物治疗可以针对所有的病理性飞蚊症患者使用，但是由于玻璃体内无血管，药物到达此处慢，疗效欠佳。并且，由于患者个体对药物的敏感性不一。所以药物治疗的疗效有较大差异。

第二，中医中药治疗：中医治疗该病主要是服药内治，中医临床常常将飞蚊症分为三种类型型：湿热蕴结型（多见于炎性玻璃体混浊，治以利湿清热），气滞血瘀型

（多见于玻璃体积血，治以活血化瘀），肝肾亏损型（多见于高度近视的玻璃体液化，治以补益肝肾）。明目地黄丸、杞菊地黄丸为滋肾、养肝、明目的中成药，对飞蚊症有一定辅助治疗的作用，但疗效还需大样本数据支持。

第三，激光治疗：对于部分病理性飞蚊症患者，医生可能会建议使用激光（钕钇石榴石激光）玻璃体消融术进行治疗。发生飞蚊症的根本是玻璃体中的蛋白质发生凝集，可通过能量密度较大的激光将蛋白质之间的二硫键打断，使其完全气化，从而减轻飞蚊症症状。

第四，手术治疗：当检查发现出现视网膜裂孔甚至视网膜脱离时，需要进行视网膜激光治疗或手术治疗。如不伴有视网膜脱离的视网膜裂孔，单纯采用激光治疗即可封闭裂孔，该手术在门诊即可完成。如已发生视网膜脱离，则需进行视网膜脱离复位术。接受手术治疗的患者，一般术后即可下床在室内轻微活动，但需根据手术方式采取特殊体位，不可做剧烈运动，防止手术复位的视网膜再度脱离。术后，患者禁用力咳嗽和打喷嚏，勿揉压术眼。患者须保持心情愉快，情绪稳定。

丰昀　**供稿**

头上有毛囊炎，真的不用治吗

很多人头部长满了小疙瘩，甚至还出现结痂、头皮瘙痒，这是头上有毛囊炎的表现。对于毛囊炎，很多患者都觉得忍忍就好，无须治疗。那么，真的是这样吗？当然不是，毛囊炎的治疗方式有两种，一种是药物治疗，一种是手术治疗。

头皮毛囊炎是化脓性球菌侵犯毛囊口周围皮肤的一种炎性改变。

毛囊炎初起为红色充实性丘疹，之后迅速发展成丘疹性脓疮，发于头部的就称为头皮毛囊炎。毛囊炎主要发生于免疫力低下者或糖尿病患者，多因抓搔致使皮肤受损，病原菌乘机入侵毛囊，而引起炎症。另外，头部毛囊炎也与职业，或与某些治疗因素有关。经常接触焦油类物质，或长期应用焦油类物质或皮质胆固醇激素药物，以及皮肤经常接受摩擦等刺激，均为本病的诱发因素。

在头部毛囊炎并不严重的时候，可以采取药物治疗。

药物分为两种，一种是外用药物，像具有杀菌消炎性的洗液药物，可以在洗头时配合着使用，达到从外部杀菌治疗毛囊炎的目的。第二种是内服药物，能够治疗毛囊炎的药物很多，具体需要患者前往医院或药店咨询医生后购买服用。

当毛囊炎在头部发病面积比较大时，使用药物治疗又没有明显效果的情况下，可以尝试使用激光手术进行治疗，其速度相比药物要快得多。但需要注意，激光毕竟对头部有一定的副作用，因此不宜长期使用。

出现毛囊炎以后，除了需要采取医学治疗之外，还需要做到以下四点：

1.患者需少食油炸、辛辣、坚果类食物，因为这一类食物容易激发毛囊炎的发生。患者要想减少皮肤毛囊炎的问题，平时要多做运动，加速身体的新陈代谢，促进细胞的排毒能力，才能使皮肤恢复健康状态。

2.建议患者平时多喝白开水，多食用蔬菜水果。饮食要以清淡为主，对于酒类、海鲜类，过敏体质者千万不要碰，以免加重病情。

3.很多患者之所以在头部会出现毛囊炎，主要原因就是头部皮下过剩的脂肪。阻塞了毛孔。因此，要做好头部护理工作，经常洗头。

4.平时患者要多放宽心态，不要给自己太重的思想包袱，要知道皮肤的好坏与心理因素也有很大的关系。患者平时要保持好睡眠、作息时间，给自己创造一个良好的修复环境。

胥佳　**供稿**

做过近视激光手术，就不能做白内障手术吗

有朋友跟我说，她想做近视激光手术摘掉框架眼镜。但是，一想到要做手术，她又会担心安全问题，因为她听说做近视激光手术以后，老了连白内障手术都做不了。那么，真的是这样吗？

其实近视手术并不影响白内障手术。

近视就是光线进入眼内，本来应该刚好聚焦到视网膜上，但是因为角膜上有问题，眼内镜头将光线聚焦到了视网膜前，因此眼睛看不清楚，只有佩戴凹透镜矫正。而近视激光手术，虽然方式有很多种，但是无论哪种，其实都是在角膜上做切削，改变角膜形态，让光进入眼内刚好可以聚焦到视网膜上，就能看得清楚。

在角膜的后面，眼睛还有一个镜头，叫作晶状体。晶状体除了可会聚光线之外，还可以调节自己的形状，以看清不同距离的物体。看远处物体时，晶状体相对扁一点；看近处物体时，晶状体会变得凸一点，从而让光线能聚焦

到视网膜上。随着年龄的增长，一般在40岁以后，伴随着晶状体的变形，视力能力会有所下降，晶状体会变得扁一些，这也是为什么年纪大了就会看不清近处的原因。

等年龄再增长一些，晶状体会开始出现混浊，变得不那么透明，这时看东西会觉得模糊、发黄，视力也会逐渐下降，也就是发生了白内障。当然，除了年龄因素，还有很多原因同样也会导致白内障。并且，每个人发生白内障的时间，以及进展速度都不一样，但是，治疗白内障的方法目前都是只能手术。

年轻时候做了近视激光手术，老了还能做白内障手术吗？答案是“可以”。因为激光手术和白内障手术根本不在一个结构层面。

白内障手术即把混浊的晶状体摘除，然后再装人工晶状体进去，白内障手术类似我们把家里模糊的玻璃换成一块新玻璃，就又能透过窗户看外面了。而角膜做没做激光手术，和这个白内障置换晶状体手术关系不大。

现在还有一种近视手术方式——ICL植入手术，就是装头发丝那么薄的晶体在你自己的晶状体前面，有人会担心做了这个会不会做不了白内障手术。其实这也不会影响白内障手术，白内障手术是把晶体都取出来，再进行置换就可以。

总的来说，做了近视激光手术，不影响老了后做白内障手术。此外，如果患者有其他的症状，例如青光眼，那么该做的手术还是要做，同样和有无做过近视激光手术没有什么关系。

游玉霞　供稿

耳鼻喉顽疾只需要看耳鼻喉科吗

临床上，耳鼻喉病看耳鼻喉科是天经地义，但若有人建议患者去看消化科，可能大部分人都不相信会对症。事实上，翻开人体解剖图谱，看看耳鼻喉的结构与位置，或许你就不难明白这样的建议了。

耳鼻喉与消化科惹上关系，关键在管道相通。耳、鼻都是不同类型的管道。既是管道，就有入口与出口，这可比作“前门”与“后门”。咽喉部则是这些管道共同的“后门”，也就是各管道后部都开口于此，故有“咽喉要道”之美名。过去，人们都认为耳鼻喉那些病的病原，都是从前门进去的，如中耳炎与游泳进脏水有关，鼻炎则怪罪吸进了病菌有关，却没想到某些病原也可从后门偷偷溜进来。

咽喉部既是各管道的后门，又是食管的起点。正常情况下，饮食从口腔—食管—胃—肠，是一条连续的管道。胃内产生高浓度的盐酸（胃酸），它与胃内另一种物质——胃蛋白酶协作，进行食物的第一步消化，还能杀灭随食物常入胃内的一些致病细菌。

胃是胃酸的“老家”。胃酸在“老家”活动，一切平安无事。在胃与食管交界处有一个环形加厚的肌肉层（食管下括约肌），犹如一道“闸门”，平时紧锁，只有饮食到达时，它才开放，让饮食入胃，随后立刻紧闭，这样胃内的胃酸、胃蛋白酶就不会倒（反）流到食管里去了。一旦因各种原因导致“闸门”不能关紧，胃又出现反向运动，便会将胃酸推向食管下段。严重时这种反流还可上升到中、上段食管，甚至到达咽部。有时这种反流很明显，自己能感觉得到；有时却是隐隐约约的，自己并不知道。

更重要的是，食管本身“清扫”能力弱，无力将反流上来的胃酸等物质赶走，反流胃酸所到之处的食管、耳鼻喉、咽部的黏膜都不耐酸腐蚀，就会出现炎症、损伤，表现为耳鼻喉科那些顽疾。

是否需要去看消化科，可先自我评估。

如果我们能事先估计一下自己有无胃酸反流，然后去看消化科医生，一则能省去走错门的麻烦，二来能更好地陈述自己的病情。评估的方法如下：

1.是否感到胃灼热？是否因胃灼热而睡不好觉？

2.吞咽食物时是否感到不利？

3.吃下去的饮食是否有时会反倒嘴里？是否有酸味液体反流到口腔来？

4.用抗酸药（复方氢氧化铝、复方铝酸铋、雷尼替、奥美拉唑等）可否减轻这些症状？

5.是否经常打嗝？

6.饭后、弯腰或睡下时，上述症状是否会加重或出现？

判断标准：有一个以上问题的答案为“是”，则表明已有胃食管反流的情况，就应该去看看消化科医生了。

李增烈　供稿

麻醉药会过敏吗

大家可能听说过食物过敏（比如腰果、海鲜过敏），也可能知道花粉过敏。但很多人都不知道，麻醉过程中也可能发生过敏。每人一辈子接受麻醉的机会也许只有几次，甚至没有，不像日常生活中接触的过敏食物。花粉等那么频繁，不了解麻醉药过敏也很正常。

据不完全统计，麻醉中严重过敏的发生率为每一万人中只有1～2人，属于少见并发症。但对过敏患者而言，麻醉中发生过敏的概率就是百分之百。因此，整个麻醉和手术过程中，麻醉医生会一直守候在患者身边，目的就是随时监护患者的生命体征，随时对出现的问题（如出血、心律失常、过敏等）进行处理。发现及时，处理得当，是保证过敏反应成功救治的关键。

全身麻醉是目前最常用的麻醉方式，全身麻醉状态下的患者是睡着着的，感觉不到疼痛，而且不能动弹。因此，麻醉中至少需要使用三种药：催眠药、镇痛药、肌肉松弛药。同时，手术中还可能需要给患者补液或者输注血浆、白蛋白等液体。此外，外科还可能要使用防粘连药物、止血药物等等。因此，在麻醉和手术过程中，患者比单一用药时更容易发生过敏。

由于同时用药或部分用药时间重叠，如果麻醉过程中发生过敏，医师很难直接判断是哪种药物或液体引起的。

在受术者处于全身麻醉状态下时，麻醉医生可以通过患者的血压、皮疹、气道痉挛相关证据等予以判断是否出现过敏。如果是清醒患者出现过敏反应，可能出现烦躁、呼吸困难、心悸、胸闷、血压下降甚至神志不清等表现。

一旦判断为过敏反应，麻醉医生会迅速实施抢救，包括心肺复苏、急救药物的使用和液体的补充等。但过敏反应往往来势凶猛，部分患者会错过抢救时机。

《家庭百事通》编辑部　**供稿**

所有患者都可以做腋臭手术吗

相信很多患者都深有体会，腋臭往往会使人失去自信，甚至让人感到自卑。可以说，腋臭是与生俱来的难言之隐，目前尚无法将它扼杀在摇篮之内，只能求助于后天的治疗，而治疗手段主要是通过手术去除腋臭。那么，是不是所有人都可以通过手术治疗呢？ 以下八种情况的患者需要谨慎考虑。

腋下异味症状轻微者：通常，轻微症状是指周围的人从来没有闻到过患者的腋下异味，仅患者自己凑到腋下才能闻到味道的情况。这类患者没有特殊原因不适合手术，因为有可能出现过度治疗。

曾经做过传统切皮除腋臭手术者：治疗腋臭遵循的规律是从无创到有创，从微创到大创伤。传统切皮除腋臭手术属于大创伤，手术后复发的患者再次手术，难度系数非常高，风险和收效不成正比，所以不建议这类患者再做手术。

追求术后不留疤痕者：手术不可避免会留下疤痕。

从当前腋臭治疗技术的水平来看，切口的长度是和疗效成正比关系。微创甚至无创除腋臭手术只能起到改善作用，很难根治。所以，既想获得好的除臭效果，又想不留疤痕者，要谨慎手术，以免未达到预期而让你失望。

期待永不复发者：很多人在谈到预期效果时，常常用“永不复发”这四个字，殊不知这样会让很多医生望而却步。当然，医生和患者的目标是一致的，也希望手术能达到永不复发的效果。但是，面对手术，再高明的医生也不能做如此保证，腋臭手术也是如此，所以，期待永不复发的患者需要谨慎选择是否需要手术治疗。

多次治疗依然复发者：在门诊，见过前后大大小小总共做过9次手术的患者，从激光做到微创，再做切皮、又植皮，却依然除臭效果不佳。其痛苦不堪，抓救命稻草一般寻求再一次的手术治疗。这类患者因为腋臭难除，心里变得异常敏感，手术时总是因害怕失败而格外紧张。此时做手术，不但成功率低，而且存在的风险较大。因此，建议这种患者坦然接受现实，谨慎决定是否再做手术。

体形特别肥胖的患者：肥胖是产生很多外科手术禁忌证的元凶，腋臭手术也不例外。对于肥胖者，沉重的肩膀往往会在腋臭手术创面产生不可预知的摩擦力。结果通常是手术进行得相当顺利，康复却出人意料的不好，接下来还有可能出现旷日持久的换药恢复阶段。这对医患双方都是身心折磨。所以，特别肥胖者要谨慎决定是否做腋臭手术。

腋窝凹陷明显的患者：这是另一类令手术难度陡然上升的患者。腋窝凹陷过深，需要经验非常丰富的医师才能处理好这类伤口，否则手术效果会欠佳，恢复也会很缓慢。因此，这类患者要谨慎决定是否手术。

妊娠期和更年期女性：性别和年龄不是腋臭手术的禁忌，但处于妊娠期和更年期的女性患者是让手术疗效成为未知数的人群，她们生理和心理的巨大变化给手术埋下隐患，建议这类患者不要轻易决定做手术。

王俊 **供稿**

Q 磨牙真的对健康无害吗

有相当多的人夜间会有磨牙现象。其实，磨牙不仅打搅他人美梦，更对健康有所损害，应引起重视。

磨牙与咀嚼不同，咀嚼是正常的生理活动，一般情况下能自知、自控，属于消化的第一道工程。磨牙虽然也是由牙齿与相关肌肉完成，但磨牙多在夜间睡眠中进行，全是硬碰硬、牙对牙的研磨活动，但无食物介入，更谈不上自控。

磨牙有三害：

伤牙：坚硬的牙齿是为对付各种食物而生的，如果牙齿“自相残杀”，久而久之，必然两败俱伤。磨牙首先会损伤牙釉质，继而牙松质也可能受到影响，导致出现牙痛；由于牙周组织损伤，可以造成牙松动、移位，牙齿退缩，齿槽管缺失等。

咀嚼肌疲劳：磨牙会使咀嚼肌感到酸困、疲劳，下颌关节疼痛，张口困难或出现“卡蹦”响声（弹响征）。

降低睡眠质量：休息不充分，第二天就会感到疲劳，生活质量也会受到影响。

磨牙一般由多种原因引起，主要有以下三类因素：

精神神经因素：由于工作、生活原因，白天精神、体力过度疲劳，这种情况不仅见于成年人，还多见于儿童与青少年等学生群体。因为功课、考试的压力让孩子们难以得到放松。到晚上上了床，支配咀嚼肌的三叉神经中枢仍然没有休息。即便口里没有食物，大脑却继续对三叉神经的运动支发出指令，导致磨牙。有趣的是，据调查，机动车司机、运动员在比赛前容易出现磨牙的情况。

牙齿的因素：牙齿咬合不良、牙龈疾病、口腔卫生不佳，如重度牙石、龋齿等都可以成为不良刺激，反射性引起磨牙。

全身性疾病因素：肠道寄生虫病是儿童比较常见磨牙的原因。另外，营养不良，血糖、血钙异常，过敏反应，某些内分泌病如甲亢、尿酸增高等患者，都可以出现磨牙等情况。

李增烈　供稿

天气寒冷，它们真的是冻疮吗

一到冬天，就会看到有人手背又红又肿又痒，苦不堪言，这就是冻疮。冻疮的诊断虽不困难，但有不少疾病的皮肤表现与冻疮相似，容易与之混淆，使疾病久治不愈或延误病情。

1.雷诺氏综合症：雷诺氏病表现为肢端皮肤颜色间歇性出现苍白、发绀和潮红的改变，一般以上肢较重，偶见于下肢。

病人常在受冷或情绪激动后，手指皮色突然变为苍白，继而发紫。发作常从指尖开始，后扩展至整支手指，甚至掌部，伴有局部发凉、麻木、针刺感和感觉减退，持续数分钟后逐渐转为潮红，皮肤转暖，并感觉发胀，最后皮肤颜色恢复正常。饮热饮后或暖和肢体后，症状通常可以缓解。

2.多形性红斑：多形性红斑是一种原因尚不明了的急性炎症性皮肤病。

皮疹呈多形性，开始多为红斑，以后可出现风疹块丘疹、结节或水疱等。典型红斑颜色鲜红、中心暗红或紫红，可相互融合。有些红斑中心可消退形成环状，或出现重叠水疱，形如虹膜，为本病特征性损害。

发病前患者自觉轻度灼热、疼痛，且伴有发热、头痛、关节痛等症状，约经2～4周自愈后，又可复发。

3.红斑性肢痛症：红斑性肢痛症是一种原因不明的末梢血管舒缩功能障碍性疾病，临床特征为肢端皮肤红、肿、热、痛，多发生于双足。

当肢体末端位于低位或受热时，疼痛加重，抬高肢体或遇冷时则减轻。这可能与寒冷导致肢端毛细血管舒缩功能障碍有关。由于肢端小动脉扩张，血液流量显著增加，局部充血，血管内张力增高，压迫或刺激动脉及邻近神经末梢而剧烈疼痛。

4.盘状红斑狼疮：该病多见于11～40岁的女性。皮疹好发于面部、鼻梁和两侧颊部，呈持久性盘状红色斑片，多为圆形、类圆形或不规则形，大小有几毫米，甚至10毫米以上，边界清楚。皮疹表面有毛细血管扩张和灰褐色黏着性鳞屑覆盖，鳞屑底面有角栓突起，剥除鳞屑可见扩张的毛囊口。

该病病程比较缓慢，患者自觉微痒，多数愈后遗留色素沉着或减退的挛缩性疤痕。

5.血栓闭塞性脉管炎：血栓闭塞性脉管炎多见于青壮年男性，主要表现为下肢抬高后皮肤苍白，下垂后变为青紫色或紫红色，呈青斑点状，患处皮肤温度低，很难摸到动脉血管搏动。

患者自觉疼痛，患肢可伴有肌肉萎缩。一般认为，寒冷、潮湿、吸烟、各种感染及精神刺激是本病的诱发因素。

靳小倡　**供稿**

补牙后牙痛真的无法治好吗

补牙后牙齿疼痛通常有以下四种情况，需分别对待。

1.牙髓炎未被发现。

补牙后如果出现夜间痛或是不吃任何东西也自发性牙痛，多是因为补牙前就已出现了牙髓炎，补牙时没有被发现；另一种可能是在磨掉牙齿腐烂组织时使牙髓外露，经受补牙材料的刺激，裸露的牙髓就会出现疼痛。出现此类牙痛，需将龋齿再次打开，做根管治疗后再重新补牙，牙体缺失过大时还需进行牙冠修复。

2.补牙材料刺激所致。

补牙后出现刺激痛，即在吃东西时出现牙痛，除了牙齿敏感未适应补牙材料外，还可能是因为补牙材料刺激牙髓和消毒药物刺激牙髓所致。这类牙痛可能会出现短时间的冷热刺激痛。不过，因为牙髓有自我修复能力，所以出现刺激痛可先观察1～2周，如能自行修复，则牙痛会自然消失。但是，选用银汞材料充填的部分患者，可能出现因为龋洞较深，衬垫材料太薄不能阻隔银汞合金传导的冷热而导致出现冷热刺激痛的症状。这类患者出现牙痛应及时去正规的医院或者口腔门诊处理。

3.咬合不平衡。

补牙后的牙痛还可能因为咬合不平衡所致。若咬合时补牙一侧的牙齿先接触，其他牙齿不接触，就会增加补牙的承受力，从而导致牙痛。此时，患者要及时到医院磨掉一部分补牙材料，将咬合关系调整平衡。

4.食物嵌塞所致。

补牙后出现疼痛，还可能是因为食物嵌塞所致。此时需要让医生检查原因。如果患者出现继发龋坏和食物嵌塞的情况则需要重新补牙。部分补牙疼痛难忍，这一般需要做根管治疗才能治愈。

总之，补牙后牙齿出现了不适要及时和医生联系或者及时到医院进行复诊。补牙后应遵守医嘱，才能让牙齿更加“健康长寿”。

赖剑炉　吴瑶　**供稿**

Q 拔智齿前需要做检查吗

拔智齿看似只是一个小手术，但风险是客观存在着的。对于特定人群，拔牙会显著增加感染及大出血的风险。因此，建议在拔智齿前必须先做以下七种检查。

血常规：排除是否有血小板减少导致的出血不适现象，排除血液传播性疾病及感染性疾病。

常规心电图检查：拔智齿是一个有创伤性的操作，对身体有一定的刺激，如心脏有基础性疾病，拔智齿可能诱发心脏病发作。所以拔牙前最好做心电图以排查心脏疾病。

血压：药物及紧张情绪都会对机体产生刺激，导致血压升高，因此，建议术前常规测量血压。另外，对于患有高血压心脏病的患者，拔牙前一定要了解清楚患者血压情况及心脏病的性质和病史，必要时需先行降压治疗。

凝血功能：拔掉智齿以后，会留下一个很大的伤口。通过凝血功能检测，可避免术中出血风险，预测术后伤口愈合情况。

血糖：糖尿病患者因抵抗力较低，术后容易发生感染，拔牙前要查血糖情况。

肝、肾功能：对急性期肝炎或肝功能损害严重者应暂缓拔牙。有严重肾功能损害者不能拔牙，以免引起肾功能衰竭。

甲状腺功能：患者甲状腺功能亢进患者可因感染、手术、焦虑引起甲状腺危象，重者可引起衰竭甚至死亡，故不宜贸然拔牙。

靳小倡　**供稿**

小阴唇肥大需要治疗吗

随着人们生活水平的提高和性观念的改变，越来越多的女性朋友开始关注起自己外阴的形态和功能，小阴唇肥大这个问题也就引起了大家的重视。那么，小阴唇肥大需要治疗吗？其实不影响生活者无须治疗。

小阴唇位于大阴唇内侧，是环绕阴道口的一对纵行皮肤皱襞。其表面光滑无阴毛，外观为唇状。小阴唇富有弹性，一般呈自行合拢状，是一道天然保护屏障，可保护女性尿道口和阴道口不外露，从而有效防止外来物污染。同时，小阴唇具有保持阴道口湿润的功能。

正常的东方女性，小阴唇中部最宽处约为1.5～2厘米，高出大阴唇约为0.5厘米。如果小阴唇形体肥大，宽度大于4厘米，高出大阴唇1厘米者，即为小阴唇肥大。

小阴唇肥大的致病因素除了遗传因素外，还与许多后天性因素有关。后天性因素中，最常见的原因是外阴和阴道长期受到局部慢性刺激或者持续性摩擦。女性罹患各种阴道炎、外阴炎等，在长期的炎性刺激下，皮肤和黏膜就会发生慢性增生，最后小阴唇表现为表面粗糙、色素加深、形体肥大。部分长期从事骑行工作者，由于体位原因，外阴部长期受到摩擦和挤压，或者由于过度手淫或性生活，外阴部受到不断磨损，也可导致小阴唇肥大。

小阴唇肥大通常为双侧弥漫性增大，也可仅局限于单侧。部分女性毫无异常感觉，部分女性却痛苦不堪，主要表现为：行走时，肥大的小阴唇与内裤不断发生摩擦，造成阴部疼痛；性生活时，肥大的小阴唇可能会受到挤压或被男性生殖器不慎带入阴道内，造成不适感觉；部分患者肥大的小阴唇还可能会遮住尿道口，从而影响到尿流和尿线方向;肥大的小阴唇还较易藏污纳垢，影响到女性经期和大小便后保持局部卫生，因此患者较易发生妇科炎症。

小阴唇肥大是较为常见的女性外阴畸形，无症状者不需要特殊治疗。但如果肥大的小阴唇给女性日常生活带来明显不便、影响到性生活、常诱发妇科炎症，或者给女性造成不良心理影响时，则建议积极治疗。

现在小阴唇肥大手术效果也日渐完美。所以，女性朋友如果发现自己小阴唇肥大，影响到日常生活和身心健康时，一定要勇敢摒弃羞惭心理，前往专业医院，积极寻求治疗。

张滢　**供稿**

乳头内陷矫正术会影响哺乳吗

乳腺是人体器官之一，且有哺乳的功能，并承担一部分性功能。乳头内陷不仅影响乳房的外形和美观，还会给女性造成困扰。妨碍哺乳，丧失了母乳喂养的机会；影响性生活，难以发挥有效的性刺激；内陷的部位易藏污纳垢，发生感染的概率会增加；乳头内陷患者易对自己的身体不自信，影响女性心理健康。

对于乳头内陷，临床根据是否损伤乳腺管，矫正方法可分为两种：损伤（离断）乳管的乳头内陷矫正术和非损伤乳管的乳头内陷矫正术。

损伤（离断）乳管的乳头内陷矫正术：该方法是通过在乳房上切一个小切口（通常选择在比较隐蔽的乳晕区），完整处理乳头下方粘连，将乳头与下方组织断离，采用腺体瓣移植、内缝合等方法使乳头保持良好的外形。术后1～2周拆线。这种手术不需要其他长期治疗，治疗周期较短。缺点是治疗损伤了乳管，会影响患者今后哺乳，乳腺会有疤痕存在。它适用于无哺乳要求、希望短期内完成矫正的患者。

非损伤乳管的乳头内陷矫正术：该方法是使用钢丝和外固定器将乳头固定，钢丝会作用于乳头基底部，将内陷乳头逐渐牵出。原理类似于戴的固定牙套矫正牙齿，治疗所需时间较长，一般术后根据内陷情况，需0.5～1个月调整1次，总周期为4～6个月。这种手术的优点是不损伤乳管，对哺乳功能没有影响。缺点是治疗周期长，术后患者仍需每月复查，4～6个月拆除外固定支架及钢丝。

非损伤乳管的乳头内陷矫正术适用于有哺乳要求，或希望保留乳管功能、乳房表面不留刀疤，对治疗时间长短没有太高要求的患者。

张董晓　**供稿**

患妇科肿瘤就不能生育了吗

妇科的恶性肿瘤种类很多，最常见的是三大癌：宫颈癌、子宫内膜癌和卵巢癌。近年来，随着癌症发生年轻化，很多年轻的妇科癌症患者，还有孕育生命的强烈意愿。那么，年轻女性患了癌症，还能生育吗?

宫颈癌对生育功能的影响：宫颈癌能够选择保留生育功能的包括Ia1、Ia2和Ib1（肿瘤小于2厘米）期的病人，且没有发现宫颈外有浸润或转移。当然只有宫颈癌前病变的患者，也是可以的。再严重的期别，或是肿瘤过大的患者，就不适合怀孕了。

子宫内膜癌对生育功能的影响：子宫内膜癌能够保留生育功能的条件要求更加严格，必须是子宫内膜样腺癌1级，Ia期，而且没有子宫肌层的浸润。内膜不典型增生也可以考虑做保守治疗。

卵巢癌对生育功能的影响：由于卵巢癌容易双侧受累，易发生盆腔转移，所以保留卵巢癌患者生育功能的手术风险很大，需要慎之又慎。卵巢癌还有个孪生姐妹：卵巢交界性肿瘤。这类肿瘤不算真正的癌，但也有复发和转移的风险，也可以选择保留生育功能的治疗方式，要求和卵巢相似。卵巢癌一般进行患侧的卵巢切除，保留子宫和对侧的卵巢。但是，治疗必须进行全面的手术分期，包括淋巴结清扫术加大网膜切除等，以排除更晚期的疾病。

邹世恩 **供稿**

感染HPV病毒后不能要孩子吗

感染了HPV（人乳头状瘤病毒）病毒，还能要孩子吗？这是很多女性关心的问题，她们迫切需要从医学中得到答案。在我们已知的上百种HPV病毒类型中，可以概括地分为高危和低危两种。低危只会长出疣体，很难发生癌变，而高危则既可以长出疣体，也可以发生癌变，所以，HPV病毒的分型检测和定量检测意义就在于此。HPV病毒感染者如果没有长出疣体的话，单纯的病毒感染对生育是没有影响的。

准妈妈感染HPV病毒该怎么办：感染了HPV病毒的准妈妈，如果已经长出疣体，一般建议生产前尽快治疗，因为疣体最深也就在宫颈口部位，不会再往里生长，尽快治疗还有机会自然生产。如果已经快到生产期而不考虑自然生产的话，可以等生产后再治疗。不过，孕期疣体的增长速度非常容易加快，所以在等待过程中，发生疣体的增长是正常现象。很多孕妇怀孕初期疣体只有极少数，短短的时间内就可以长出很多。因此，如果在生产后再治疗，要有这方面的心理准备。

孕妇发现尖锐湿疣该如何治疗：尖锐湿疣由HPV病毒引起。我们已知目前治疗尖锐湿疣的物理方法有微波、光动力、冷冻、激光等等，具体使用哪种方法治疗，主要看医生对哪种方法操作熟练。不过需要特别说明一下的是，光动力这种治疗方法对于孕妇则要慎用，因为要注射光敏剂、长时间光照，这些因素导致这种方法用在孕妇身上相对正常人要敏感。

备孕发现HPV病毒感染该如何治疗：对于备孕期间发现单纯HPV病毒感染的，建议先使用阴道干扰素上药治疗3个月，看看是否能转阴。干扰素对备孕没有影响，如果能通过上药转阴的话，则最好不过了。也可以通过HPV病毒清除方法，集中一段时间的治疗，意在尽快清除病毒。如果上述这两种方法不能清除病毒的话，就不要着急了，也不要持续使用药物，长期的阴道上药会导致菌群失调，还是等生育后再踏踏实实地解决HPV感染的问题吧！

刘彦春　**供稿**

后位子宫会影响怀孕吗

小云跟老公结婚一年多了，一直没怀孕。去医院做检查，也没检查出什么问题，可小云发现自己的子宫是后位的。听别人说后位子宫很难怀孕，小云为此很是惶恐不安。那么，这种说法靠谱吗?

虽然说前位子宫所占比例比较大，但实际上后位子宫也并不罕见，平时在妇检的过程中经常会遇到女性是后位子宫。虽然还没有人做过详细的统计，但是在临床上，十个女性里面至少会有两三个女性是后位子宫。

一些人认为后位子宫会影响怀孕，主要的理论依据是宫颈位置的影响。

一般而言，前位子宫的宫颈是向后向下的。当我们平卧的时候，宫颈处于比较低的位置。采取传统的体位进行夫妻同房时，宫颈刚好可以完全浸泡在精液池中，有利于受精。而后位子宫颈是上翘的，夫妻同房后，宫颈口不能浸泡在精液池内。根据这个原因，就有人认为后位子宫会导致受孕困难。

但其实这个理论并不科学，不管子宫是前位、中位还是后位，只要活动度好，非病变所导致的，都属于正常。单纯的生理性的后位子宫，并不会影响怀孕。

当然，这里指的是非病变所导致的子宫位置异常。因为有些盆腔粘连、子宫肌瘤、子宫内膜异位症等情况，也可能会造成病理性子宫后位。此时，确实可能会影响受孕。不过，这里影响受孕的原因并非子宫后位本身，而是导致子宫后位的病因。

事实上，如果夫妻实在多年未孕的话，建议夫妻双方都要去做相关的检查。不孕不会全部是女性的问题，大概三分之一的不孕是源于男性的精液异常。而且男性的检查也比较简单、方便，所以，应该首先排除男性因素所导致的不孕。

郭煦　**供稿**

前庭大腺囊肿一定要手术切除吗

临床上，曾经诊治过一个因前庭大腺脓肿反复发作，强烈要求医生将前庭大腺切除的患者。那么，为什么前庭大腺炎会这样反复发作？需要手术切除吗？

多发于性活跃的育龄女性

前庭大腺是位于两侧大阴唇后1/3深部的一个腺体，其腺管开口于处女膜与小阴唇之间，性兴奋时会分泌起润滑作用的黄白色黏液。

在性交、分娩等情况污染外阴部时，前庭大腺易发生炎症，故前庭大腺炎多发生于性活跃的育龄女性。

前庭大腺囊肿是因为前庭大腮腺管开口部阻塞，分泌物积聚于腺腔而形成。

前庭大腺囊肿多由小逐渐增大，囊肿多为单侧。如果囊肿小且没有感染，患者多无自觉症状。若前庭大腺囊肿较大，可有外阴坠胀感或性生活不适。

对于前庭大腺囊肿的治疗，当囊肿小且没有感染，可以不予处理；如果囊肿继发感染或者囊肿比较大，导致外阴坠胀感或引起性生活不适时，可以手术治疗。由于前庭大腺是个有分泌功能的腺体，性生活时，其分泌的黏液可以起润滑阴道的作用，摘除后可能会影响性生活时阴道的润滑度。现多以造口引流术取代以前的囊肿剥出术。

注意：平时清洗外阴只需用清水，须接触外阴的双手及用品须清洁卫生，须保持外阴干爽、透气，避免大便或其他污染。每天阴道内清洗、上药都是错误的，这样反而会不利于正常阴道菌群生长，破坏阴道生态平衡。

若患者体内雌激素降低或阴道酸碱度升高，如频繁性交、阴道灌洗等，均可使阴道酸碱度升高，不利于乳酸杆菌生长。乳酸杆菌除维持阴道的酸性环境外，其产生的过氧化氢及其他抗微生物因子可抑制或杀灭其他细菌。此外，长期应用抗生素抑制乳酸杆菌生长，或机体免疫力低下，均可使其他致病菌成为优势菌，引起炎症。

章柏花 **供稿**

晚剪脐带更好吗

网上热传一种关于“新生儿晚断脐”的说法，说是新生儿出生以后等待3分钟，等脐带中的血完全流入新生儿体内，再给新生儿剪断脐带，这样有避免贫血、增加新生儿血容量、促进呼吸功能建立、减少窒息等诸多益处。

那么，出生后多长时间剪断脐带最有利于新生儿呢?

事实上，2016年世界卫生组织也开始提倡“晚”断脐。但是，这里的“晚”是较以往临床中倾向的“立马剪断”而言，是把剪断时间从孩子出宫后延迟到最多1分钟或脐带搏动停止。

何时剪脐带更好，要因情况而定，但最好不要超过1分钟。临床医学认为，新生儿出生后45～60秒为最佳断脐时间，过早或过晚均会不同程度加大孩子患病风险。

网上热传的“晚断脐”，晚至3～5分钟之久的说法是不科学的。

过晚剪脐有风险有以下风险：

1.孩子出生时，皮肤上带有羊水，若不及时剪断脐带，孩子容易受冷空气刺激。若长时间寒冷刺激，可导致孩子脑损伤。孩子出生后，体温需靠自己维持，但出生时孩子的体温调节中枢并不完善，需立即采取保暖措施。

2.过多的脐带血进入孩子体内，孩子心脏会受更大的负荷。

3.脐带血过多，会引起红细胞增多症，还会引起高胆红素血症。如果高胆红素血症成了病理性的，形成核黄疸，会对孩子大脑造成一定的影响。

对于新生儿在子宫内出现缺氧危及生命的特殊现象，可适当延长断脐时间。特殊情况下，可以晚剪脐带至90秒，但总体保持在1分钟左右，视具体情况有不同专业处理结果。

如果小孩出生时有窒息，脐带可以晚点剪。这样一方面可以让脐带继续供血，如果需要抢救可以利用起来；另一方面对于早产儿来说，延长剪断时间，可以让孩子减少相关药物的使用，改善过渡期循环，更稳健地确立红细胞容积，减少输血，减少新生儿坏死性小肠结肠炎，降低颅内出血发生率。

关于脐带结扎的最佳时机，因为不同研究人员从新生儿、孕母、早产儿、足月儿不同方面的侧重进行分析，结论不同，便一直处于争议之中。

临床实践不断在向前进行，相应理论也不断地更新升级。延迟断脐时间最有力的证据是可以改善早产儿的神经系统发育及在新生儿窒息复苏中的重要作用。对于孕妇来说，延迟脐带结扎时间可以降低出血的发生率。但产妇如果有严重低血压、胎盘早剥、胎盘前置、脐带真结等情况，就要权衡延迟脐带结扎的益处和产妇的安全风险。孕妇要及时与专业医生沟通，信任专业判断，解除疑虑，放松身心，以一个最完备的状态迎接新生命的到来。

吴国英　**供稿**

切除儿童扁桃体一定利大于弊吗

扁桃体，是咽部最大的淋巴器官，是儿童最重要的免疫器官。扁桃体内含有大量的淋巴细胞、浆细胞、单核细胞和一定数量的干扰素，当机体遭受病原体入侵时，这些物质能有效地抑制细菌、病毒和其他病原微生物在体内的生长和扩散，它们被称作人体的“健康卫士”。

若为不足8岁的儿童施行扁桃体切除术，会导致抵抗感染的局部免疫力下降，特别是病毒感染。儿童期反复呼吸道感染（卡他性儿童症候群）是自然过程，一般不需要手术治疗。随着儿童免疫功能的充分完善，发病率即骤然下降。所以，为8岁以下儿童切除扁桃体必须十分谨慎，除非存在绝对禁忌证，如难以控制的频繁发作的咽峡炎或内脏并发症、败血病性咽峡炎、阻塞性肥大、曾患过扁桃体周围脓肿等。

12岁以后，由于先前扁桃体炎反复发作，大量有功能的扁桃体组织已经被破坏，代之的是瘢痕组织和淋巴肉芽肿，扁桃体产生抗体的能力大大降低，保留该器官的弊多于利，此时治疗的最好办法是手术切除。

如果孩子扁桃体过度肥大，影响到了孩子的呼吸和睡眠，当尽早予以切除。对于慢性扁桃体炎反复发作（一年内发作4次以上），且每次发作症状较重的患儿，也应选择手术切除。倘若孩子常年不明原因的长期低热，且扁桃体本身也有慢性炎症，在排除了其他内科疾病后，应考虑部分或全部切除扁桃体。至于那些曾患有扁桃体周围脓肿和（或）周围炎的患儿，手术应当机立断。如果孩子因扁桃体炎并发了肾炎、心肌炎、风湿性关节炎等疾患，在并发症得到稳定控制后，应选择扁桃体切除。

如果你的孩子患的是急性扁桃体炎（除扁桃体周围脓肿外），是绝对不能立即手术的。因为扁桃体是一个绝佳的免疫器官，此时选择手术切除，会导致暂时性免疫缺陷。如果家族里有免疫缺陷病患者，当孩子扁桃体发炎时，在没有明确手术适应证的前提下，建议尽量选择保守治疗。有的患儿血常规检验显示白细胞计数低下，复查后仍然低下，患儿全身状况不佳，也绝对不能切除扁桃体。

靳小倡　**供稿**

小儿胆道闭锁和黄疸，你能分得清吗

东东出生时就患有黄疸，并未引起家人重视，直到肚子越来越大，家人才急忙将他送进医院。医院确诊其为小儿胆道闭锁。但因为错过了最佳手术治疗时间，东东只能等待肝移植。

小儿胆道闭锁是一种因胆道阻塞、胆汁无法排出，最终导致肝脏功能衰竭、危害患儿生命的儿外科常见疾病。此病进展十分迅速，据调查，如果不及时治疗，宝宝一般活不过1岁。

胆道闭锁大致可以分为两类。一类是由于基因缺陷导致的，通常合并脾畸形，又称“胆道闭锁脾畸形综合征”，这类胆道闭锁的发生可能在怀孕早期。另一类是由于围生期致病因素所致，如病毒感染等引起胆道炎症反应，导致胆管逐渐闭锁。

胆道闭锁是个难以治疗而且致死率很高的疾病，目前手术是唯一的治疗方式。

葛西手术：葛西手术的基本思路在于将肝门纤维块适度切除，则胆汁有可能顺利排出，患儿得以存活。胆道闭锁一旦确诊，要马上进行肝外胆道重建手术，实现通畅的胆汁引流，这种手术越早做效果越好。一般来说，最好在出生60天以内进行手术。但要注意的是，胆道闭锁患儿出生3个月后就没办法再做葛西手术。

肝移植：肝移植是先天性胆道闭锁发展至终末期唯一有效的治疗手段。葛西手术并不能保证彻底治愈，目前也只有三分之一的患儿在做了葛西手术后能获得良好的效果，有60%～70%的胆道闭锁患儿最终需要进行肝移植治疗。

胥佳　**供稿**

"灌肠" 治疗真的安全吗

很多人都以为灌肠治疗与给孩子通过肛门内使用的退热栓类似，没有什么副作用，比吃药、打针更加安全。其实，这是一种误区。

灌肠后易出现后遗症：

灌肠是一种短期治疗行为，并没有确切的疗效，一般是严重便秘的人才需灌肠。即使对于便秘，这也是一种治标不治本的医治方法。经常灌肠会使本来就很脆弱的肠道正常菌群遭到破坏，而且不正规的灌肠也可能对肠道造成机械损伤，甚至导致肠穿孔。并且，灌洗后流出的大便很容易使尿道或阴道受到感染。

滥用灌肠危害很多：

1.即使是灌肠，药物依然是经过肠道，再通过血液循环起作用，况且灌肠的药物成分复杂，如有过量或错误使用，就很容易损伤患者的肝、肾等重要脏器。

2.灌肠治疗之前若不做皮试，患者也不清楚具体用药，可能出现过敏性休克等严重后果。

3.灌肠前不了解病人的肠道情况，且灌肠液的压力很难掌控，稍有不慎，就会导致消化道穿孔。

4.对于习惯性便秘的老年患者，在未评估心肺功能的情况下予以灌肠治疗，极容易引发心脑血管意外，甚至猝死。此外，直肠滴入不是一种安全、无菌的给药方式，肠道内含有很多细菌，有可能随着滴入液进入肠道深处，造成感染。

5.如果经常灌肠，还会使肛门括约肌更加松弛，以致对便意的敏感性更差。经常灌肠会导致肠道功能紊乱，引起腹部胀气、腹泻等症状。

6.如果便秘特别严重，通过灌肠确实可以洗去大便和毒素，偶尔为之还是有效的。然而毒素是身体每时每刻都会产生的，所以灌肠排毒根本不可靠。

靳小倡　**供稿**

只有儿童会得疝气吗

最近，老李常常感觉腹股沟区有疼痛感。一开始，他以为是自己站久所致，并未特别在意。但最近几天，他感到腹部疼痛难忍，影响正常生活便赶到医院就诊。检查结果显示，他患有腹股沟疝气。医生告诉他这需要手术治疗。老李对此没有一点心理准备，困惑不已：自己怎么就患了腹股沟疝气呢?

腹股沟疝是常见病，并不是只有儿童才会得，它在体质虚弱的中年人、孕妇、老年人群中也较易发病。

儿童腹股沟疝气的形成，主要缘于先天性的因素。一般情况下，出现腹股沟疝气的儿童，其在胎儿时期就有发育不良的情况。出生时，鞘状突闭合不完全的孩子，在出生后发生可促使其腹压增高的咳嗽、便秘，会使小肠结肠或其他腹部的一些器官组织发生移位，导致腹股沟疝气发生。

中年人腹股沟疝气主要出现在不良的生活行为之后，比如熬夜、过度劳累、突发的剧烈运动、长时间便秘以及排尿困难等。一些孕妇也会因为其腹压增高导致腹壁变薄，小肠和其他的肠管组织偏离原有的位置，最终导致腹股沟疝气。

对于老年人来说，腹股沟疝气产生的原因主要与年龄有关。在年龄日益增长下，其自身的免疫力以及身体机能会逐步下降，身上的肌肉出现松弛，腹部的肌肉尤甚。老年人内部的器官同样也会产生下垂，这种情况是一种典型的器官萎缩变性。这一系列身体变化，最终致使老年人腹股沟周围器官的弹性和韧性降低，从而出现腹股沟疝气。

若患轻微的疝气，患者稍作休息就可以缓解，严重的疝气需要手术治疗。腹股沟疝气有大有小，但无论疝气大小，只要腹股沟疼痛剧烈，患者就需去医院就医。

我们应重视腹部区域的疼痛问题，假如疼痛感较强并一时得不到缓解，就需要及时去医院做相关检查。一旦发现存在腹股沟疝气，就需要及时治疗。

另外，人们还需要重视自身的日常生活习惯以及工作状况，尽量减少过度劳累和不良的生活习性，以预防腹股沟疝气的产生。

谢文军　**供稿**

孩子鼻梁上有青筋，就是积食吗

0～6岁的孩子较易发生积食，很多老人家都说，孩子如果积食了，鼻梁上就会出现青筋。那么，鼻梁上有青筋就真的是积食的表现吗?

前段时间，妈妈发现两岁的童童鼻梁上出现了一些青筋。奶奶认为，鼻梁上有青筋就是发生积食了，随即给童童买了消食药。可童童吃了消食药却一点效果也没有。

后来，妈妈带童童去看中医。医生看了童童的鼻梁后，问了妈妈有关童童的日常表现，又给他做全面的检查，最后诊断为：童童鼻梁上的青筋跟积食关系不大，青筋是因为童童心情不好，哭得太多引起的，建议妈妈多注意童童的情绪。

婴幼儿喜欢用哭来表达自己的需求，如果需求得不到满足，心情就不好，就会越来越爱哭，哭多了就会导致肝郁气滞，鼻梁上就容易出现青筋。如果孩子的情绪长期得不到疏解，孩子的肝郁气滞就会不断加重，肝郁气滞会影响到食欲和消化功能。久而久之，孩子就会有吃不下饭、大便不畅等积食表现。也就是说，心情不好时，鼻梁出现青筋是因，积食是果。遇到这样的孩子，父母一定要多注意，观察孩子的需求，正确引导，让孩子心情愉快。

孩子受到惊吓，也容易在鼻梁上出现青筋，这是心气耗散的表现。这种情况，父母要避免让孩子再受到惊吓，不要给孩子放恐怖的电影，不要吓唬孩子，没事多抱抱孩子，给孩子创造一个有安全感的环境。

鼻梁上有青筋也可能是疼痛引起的。中医说："青黑为痛。"许多孩子着凉、肚子疼或者腿疼，疼过之后，鼻梁也会有出现青筋的情况，治好这些原发病，鼻梁上的青筋就会慢慢消失。

所以孩子鼻梁出现青筋有很多原因，家长不能判断时，最好去看医生，让医生结合孩子的其他症状，进行辨证论治。

王新荣　**供稿**

Q 所有的小疱都是手足口病吗

4岁多的玲玲和冰冰在幼儿园同班，她们都出现了发热、咳嗽、乏力等症状。2天后，孩子身体上都出现了小疱，只是玲玲的小疱出现在手足部位，冰冰的小疱却长在咽喉处。医生仔细检查后，诊断玲玲为手足口病，冰冰却被诊断为疱疹性咽喉炎。

疱疹性咽喉炎和手足口病都是由肠道病毒引起的疾病，传播途径相似，主要通过呼吸道、消化道和密切接触等途径感染。手足口病多发于学龄前儿童，3岁以下孩子发病率最高，早教中心、幼儿园、小学低年级孩子是高危人群。

这两种疾病的患者均可表现出发热、口水多、流涎、口痛、不爱吃饭、拒食等症状，口腔有疱疹，逐渐破溃形成溃疡。但不同的是，疱疹性咽喉炎虽感染性强，但不属于传染病，病程1周左右，手足没疱，疱多集中在咽喉部。该病如不及时治疗，有可能发生心肌炎、脑炎、脑膜炎等并发症。手足口病则属于急性传染病，隔离期为2周。手足口病的患儿手、足、膝关节、臀部等部位均可出现斑疹、斑丘疹、疱疹，但部分患儿手足不出现皮疹。尤其是个别重症病例，皮疹不明显或无皮疹，病情进展迅速，在发病1～5天左右可出现脑炎、脑膜炎、呼吸衰竭、循环障碍等，病情危重，可致死亡。

所以，重症手足口病患儿的早期识别非常重要，若出现持续或反复高热不退；精神差、呕吐、易惊、肢体抖动、无力；呼吸、心率增快；出冷汗、四肢凉、末梢循环不良等特征时，家长应提高警惕。

疱疹性咽喉炎和手足口病例目前都没有特效治疗，以对症处理为主，因此对这些疾病重在预防。家长需注意孩子平时合理摄入各类营养，定时体检，增强体质。

朱文青　危松青　**供稿**

儿童不能做近视激光手术吗

平常，我们说到近视激光手术的时候，都以为要等成年，度数稳定了之后才能做。那么，是不是近视激光手术对于儿童来说，就是绝对的不能做呢？其实，高度屈光参差的患儿用近视激光手术，有可能获得更好的治疗效果。

一般规定患者接受激光手术需要成年，并且连续两年内度数发展不能超过50度。这是因为，如果度数不稳定，就算做完激光手术，短时间不用戴眼镜，但是过一段时间，度数又发展了，那就起不到最初想摘镜的目的。

对于儿童来说，眼球发育还在进行，一般度数都还在发展，是不建议做激光手术的。那么，为什么患有高度屈光参差的儿童，反而建议做激光手术呢？

屈光参差是指两只眼睛度数相差大，如果是两只眼睛都有度数，只是度数不一样，这种情况，倒还容易被发现，可以得到及时的处理。比较容易被忽略的是，有一只眼睛很好，几乎没什么问题，但是另一只眼睛特别不好，这种情况很可能就会被忽略。

屈光参差是引起弱视的常见原因，这种情况是特别需要引起注意的，一定要尽早发现，及时治疗。

如果是度数相差不大的屈光参差，通过框架眼镜就可以矫正。隐形眼镜可以给屈光参差的患者带来更好的验配效果，尤其是只有一只眼睛有度数的人。由于隐形眼镜直接戴在角膜表面，其成像大小就接近正常的眼睛，并且转动眼球的时候也不会产生框架眼镜的棱镜效果，因此，就算两眼的度数相差很大，也不受影响，不像框架眼镜双眼度数差得太多，戴镜就不能适应了。

比起框架和隐形眼镜，对于一些高度屈光参差的患者，屈光手术确实可以带来更好的视觉质量。不仅是成人，对于患有严重屈光参差的儿童，屈光手术或许可以提供更好的治疗效果。有很多研究证实，对于高度屈光参差的儿童，通过激光手术矫正双眼的屈光参差度数，使得患儿可以实现摘镜或者正常的配镜，对于后期的弱视治疗和双眼视功能的建立，均有显著帮助，并且获得了更好的矫正视力。

游玉霞　**供稿**

宝宝鼻塞一定是感冒了吗

鼻子是用来呼吸的，如发生鼻塞，宝宝就可能出现睡觉打呼噜、张口呼吸或哭闹的现象。相比于成人，宝宝更容易发生鼻塞，而这并非就是感冒引起。究其原因，鼻塞与宝宝的生理特点和疾病入侵有关。

宝宝的上颌骨和颅骨发育不够完全，鼻腔相对短小，无鼻毛或很稀少，加上鼻黏膜柔嫩，血管与淋巴丰富，一旦遭遇到外界刺激（如寒冷空气、烟尘或含菌量较多的气流刺激），鼻黏膜即可发生充血、水肿等变化，流鼻涕或结痂（俗称“鼻屎”）阻塞鼻腔。

宝宝吃奶时，一些奶汁可反流至鼻腔后部，变干而形成较硬的鼻痂，致使本来就较狭小的鼻腔更狭窄，造成宝宝鼻塞，使其呼吸受阻，甚至无法呼吸。

宝宝的免疫系统尚在发育之中，抗病力低下，遭受细菌、病毒偷袭的机会较成人多，引起上呼吸道感染（俗称“感冒”）、急性鼻炎（反复出现鼻塞，且伴随清涕、脓涕）等疾患，造成鼻黏膜充血、肿胀而致鼻腔狭窄，同样会出现鼻塞症状。

另外，先天性鼻腔狭窄及后鼻孔闭锁、鼻中隔偏曲、腺样体肥大、鼻腔异物、鼻息肉、某些药物等也可导致鼻塞，但较为少见。

总体说来，宝宝的鼻塞算不上什么大毛病，父母可先试用以下方法改善之。

湿热敷：适用于没有分泌物与鼻痂的鼻塞，方法有热敷鼻部与热敷脚心两种，目的是促使鼻黏膜的充血、肿胀消退而改善鼻塞。热敷鼻部是父母将自己的双手搓热，或用热水袋将手焐热，捂住宝宝的头部；或用毛巾沾湿温水后敷在宝宝的鼻根部。热敷脚心是父母每天坚持给宝宝用生姜水泡脚，方法是水中放入几小片生姜煮沸，晾温后加入少许盐；或将生姜切片，用微波炉或砂锅烘干，于睡觉前敷在宝宝的脚心处，第二日清晨起床时去掉。

清除分泌物：适用于鼻腔分泌物阻塞导致的鼻塞。用婴儿专用的消毒棉棍伸入鼻腔内轻轻旋转，即可将分泌物卷住拖出来。如果分泌物较干，或已形成鼻痂，可先滴少许生理盐水、母乳或植物油，使其湿化，待其自然流出或打喷嚏时排出，或借助于吸鼻器吸出。

鼻部按摩：宝宝平卧，父母用拇、食两指的指肚在其鼻翼两侧自上而下按摩3分钟，然后揉压迎香穴（位于鼻翼两侧）1分钟，当鼻腔有热感时气息就畅通了。一般每隔2～3小时做1次，可有效缓解鼻塞症状。

变换体位：如果宝宝左侧卧出现鼻塞，可改为右侧卧，反之亦然，可减轻鼻塞感。在宝宝哭闹不停时，父母可将其竖直抱起，有利于入睡。宝宝放置床上后可将其头部垫高30° 左右，亦有缓解鼻塞的效果。

假如以上方法都无法缓解宝宝鼻塞或者出现以下情况时，应上医院寻求医生的帮助：

1.鼻塞较重、时间较长，影响到了宝宝的睡眠、吃奶及精神状态。

2.鼻涕多，且颜色较清，疑是感冒者。

3.一侧鼻腔流出带血丝、有臭味的鼻涕，可能是宝宝鼻子内有异物。

4.鼻塞伴有发热、精神状态差。

5.有些情况需要实施手术治疗，比如检查证实为先天性鼻腔狭窄或后鼻孔闭锁的宝宝，一般在1岁左右做手术，或者经内科治疗无效，且严重影响睡眠甚至身心发育的鼻塞等。

兰政文　**供稿**